·全国高等医药院校医学检验技术（医学检验）专业规划教材·

临床生物化学检验实验指导

（第 3 版）

主　编　涂建成　李　艳
主　审　郑铁生
副主编　沈财成　王太重　曾方银　马　洁
编　者　（以姓氏笔画为序）
　　　　马　洁（江苏大学医学院）
　　　　王太重（右江民族医学院）
　　　　王国庆（北华大学医学检验学院）
　　　　毛达勇（湖北医药学院）
　　　　宁兴旺（湖南中医药大学第一附属医院）
　　　　吕　磊（四川大家医学检测有限公司）
　　　　刘松梅（武汉大学中南医院）
　　　　刘雪平（天津医科大学）
　　　　李彦魁（陕西中医药大学）
　　　　李　艳（吉林医药学院）
　　　　邹炳德（宁波美康盛德医学检验所）
　　　　沈财成（温州医科大学）
　　　　张　萍（哈尔滨医科大学大庆校区）
　　　　陈　强（泰山医学院）
　　　　胡礼仪（重庆医科大学附属永川医院）
　　　　徐瑞龙（海尔施医学检验所）
　　　　涂建成（武汉大学中南医院）
　　　　曾方银（南方医科大学第五附属医院）
秘　书　刘松梅（武汉大学中南医院）

中国健康传媒集团
中国医药科技出版社

内容提要

本书是全国高等医药院校医学检验技术（医学检验）专业规划教材之一，全书共二十个实验，在介绍临床生化检验基本知识的基础上，着重介绍了临床生化常见的检测技术、仪器质量保证、质量控制、方法学评价、试剂盒性能评价及检测系统溯源与校准等实用技术。

本书供高等医药院校医学检验技术（医学检验）专业及相关专业本科、专科和成人教育（专升本）各层次学生用作教材，也可作为临床检验人员日常工作、继续教育和职称考试的参考书。

图书在版编目（CIP）数据

临床生物化学检验实验指导/涂建成，李艳主编 . —3 版 . —北京：中国医药科技出版社，2015.8

全国高等医药院校医学检验技术（医学检验）专业规划教材

ISBN 978-7-5067-7595-3

Ⅰ.①临…　Ⅱ.①涂…②李…　Ⅲ.①生物化学 - 医学检验 - 医学院校 - 教材　Ⅳ.①R446.1

中国版本图书馆 CIP 数据核字（2015）第 183648 号

美术编辑　陈君杞
版式设计　郭小平

出版	中国健康传媒集团｜中国医药科技出版社
地址	北京市海淀区文慧园北路甲 22 号
邮编	100082
电话	发行：010-62227427　邮购：010-62236938
网址	www.cmstp.com
规格	$889 \times 1194mm$ $^1/_{16}$
印张	$9\frac{3}{4}$
字数	229 千字
初版	2004 年 8 月第 1 版
版次	2015 年 8 月第 3 版
印次	2019 年 1 月第 3 次印刷
印刷	三河市航远印刷有限公司
经销	全国各地新华书店
书号	ISBN 978-7-5067-7595-3
定价	22.00 元

本社图书如存在印装质量问题请与本社联系调换

全国高等医药院校医学检验技术（医学检验）专业规划教材

建设委员会

主 任 委 员　丛玉隆（中国人民解放军总医院）
副主任委员　（以汉语拼音为序）
　　　　　　　樊绮诗（上海交通大学医学院）
　　　　　　　胡丽华（华中科技大学同济医学院）
　　　　　　　刘新光（广东医学院）
　　　　　　　吕建新（温州医学院）
　　　　　　　王　前（南方医科大学）
　　　　　　　吴忠道（中山大学中山医学院）
　　　　　　　姚　智（天津医科大学）
　　　　　　　尹一兵（重庆医科大学）
委　　　员　（以汉语拼音为序）
　　　　　　　陈育民（河北工程大学医学院）
　　　　　　　洪秀华（上海交通大学医学院）
　　　　　　　胡建达（福建医科大学）
　　　　　　　胡翊群（上海交通大学医学院）
　　　　　　　李咏梅（北华大学医学部）
　　　　　　　刘　辉（大连医科大学）
　　　　　　　刘成玉（青岛大学医学院）
　　　　　　　吕世静（广东医学院）
　　　　　　　王　辉（新乡医学院）
　　　　　　　徐克前（中南大学湘雅医学院）
　　　　　　　姚群峰（湖北中医药大学）
　　　　　　　张进顺（河北北方学院）
　　　　　　　吴俊英（蚌埠医学院）
　　　　　　　郑铁生（江苏大学医学院）
秘 书 长　　匡罗均（中国医药科技出版社）
办 公 室　　罗万杰（中国医药科技出版社）
　　　　　　　尚亭华（中国医药科技出版社）

全国高等医药院校医学检验技术（医学检验）专业规划教材

出版说明

全国高等医药院校医学检验专业规划教材，于20世纪90年代开始启动建设。是在教育部、原国家食品药品监督管理局的领导和指导下，在广泛调研和充分论证基础上，由中国医药科技出版社组织牵头江苏大学、温州医科大学、中山大学、华中科技大学同济医学院、中南大学湘雅医学院、广东医学院、上海交通大学医学院、青岛大学医学院、广西医科大学、南方医科大学、301医院等全国20多所医药院校和部分医疗单位的领导和专家成立教材建设委员会共同规划下，编写出版的一套供全国医学检验专业教学使用的本科规划教材。

本套教材坚持"紧扣医学检验专业本科教育培养目标，以临床实际需求为指导，强调培养目标与用人需求相结合"的原则，10余年来历经二轮编写修订，逐渐形成了一套行业特色鲜明、课程门类齐全、学科系统优化、内容衔接合理的高质量精品教材，深受广大师生的欢迎，为医学检验专业本科教育做出了积极贡献。

本套教材的第三轮修订，是在我国高等教育教学改革的新形势和医学检验专业更名为医学检验技术、学制由5年缩短至4年、学位授予由医学学士变为理学学士的新背景下，为更好地适应新要求，服务于各院校教学改革和新时期培养医学检验专门人才需求，在2010年出版的第二轮规划教材的基础上，由中国医药科技出版社于2014年组织全国40余所本科院校300余名教学经验丰富的专家教师不辞辛劳、精心编撰而成。

本轮教材含理论课程教材10门、实验课教材8门，供全国高等医药院校医学检验技术（医学检验）专业教学使用。具有以下特点：

1. 适应学制的转变　第三轮教材修订符合四年制医学检验技术专业教学的学制要求，为目前的教学提供更好的支撑。

2. 坚持"培养目标"与"用人需求"相结合　紧扣医学检验技术专业本科教育培养目标，以医学检验技术专业教育纲要为基础，以国家医学检验技术专业资格准入为指导，将先进的理论与行业实践结合起来，实现教育培养和临床实际需求相结合，做到教师好"教"、学生好"学"、学了好"用"，使学生能够成为临床工作需要的人才。

3. 充实完善内容，打造教材精品　专家们在上一轮教材基础上进一步优化、精炼和充实内容。坚持"三基、五性、三特定"，注重整套教材的系统科学性、学科的衔接性。进一步精简教材字数，突出重点，强调理论与实际需求相结合，进一步提高教材质量。

编写出版本套高质量的全国高等医药院校医学检验技术（医学检验）专业规划教材，得到了相关专家的精心指导，以及全国各有关院校领导和编者的大力支持，在此一并表示衷心感谢。希望本套教材的出版，能受到全国本科医学检验技术（医学检验）专业广大师生的欢迎，对促进我国医学检验技术（医学检验）专业教育教学改革和人才培养做出积极贡献。希望广大师生在教学中积极使用本套教材，并提出宝贵意见，以便修订完善，共同打造精品教材。

全国高等医药院校医学检验技术（医学检验）专业规划教材建设委员会
中国医药科技出版社
2015年7月

前言

医学检验专业归口医学技术类后，要求在教学体系中强化检验技术元素。目前，临床生物化学检验已基本实施了试剂商品化和检测自动化，导致了一个普遍而奇怪的现象，即一旦出现技术问题，实验室技术人员不是自己分析解决，而是舍近求远地依赖供应商的技术支持，最终影响到服务的质量，值得引起关注。

本教材是按照高等医学检验技术专业的培养目标和临床生物化学检验课程的基本要求，精心组织编写而成，是配合理论开展实践性教学的指导教材，共 20 个实验。每项实验前设有"实验目的"和"实验背景"，实验后有"思考题"，以便学生了解实验的前因后果，拓展思维，训练学生未来处理异常实验报告的能力。书后附有 5 个附录，以便查用。

本教材具有以下几点创新与特色：①改革了以代谢物检测为系统的传统编写模式，采取以生化检验技术为系列的编写模式，技术全、实用性强。不仅节省了课时，而且提高了实验的效果。②实验内容在介绍基本知识的基础上，着重介绍了临床生化常见检测技术、仪器质量保证、质量控制、方法学评价、试剂盒性能评价及检测系统溯源与校准等实用技术，内容新、代表性好，符合岗位要求。③实验原理用化学反应结构式来表达，让学生知其然和所以然。④教材后续将逐步完善 PowerPoint 课件、微课视频、试题库和在线考评等网络教学资源，以形成立体化、网络化、开放式的共享效应，强化了增值服务。

本教材是在第 2 版基础上修订而成，主要供医学检验技术专业本科生和成人教育（专升本）用作教材，可供医学系本科生和研究生作为必修课或选修课教材，也可作为临床检验人员日常工作、继续教育和职称考试的参考用书。

本教材在编写思路、内容选择及编写过程中，得到了医学检验界许多专家、教授的指点和帮助，尤其是主审郑铁生教授的悉心指导和督促，凝聚了全体编委的心血和心愿。在编写过程中，刘松梅、黎四维、景伟等同志做了大量的汇总与整理工作，在此一并表示衷心的感谢。

由于检验医学发展快、技术涉及广，限于作者的水平和能力，本教材肯定有不足之处，敬请使用者提出批评和宝贵意见。

编者
2015 年 5 月

目录

总论　临床生物化学检验实验室基本知识 ……………………………………………… (1)
　　一、实验室安全知识 ………………………………………………………………… (1)
　　二、实验用水 ………………………………………………………………………… (2)
　　三、实验试剂管理 …………………………………………………………………… (5)
　　四、常用实验器材的使用和维护 …………………………………………………… (7)
　　五、实验报告的书写 ………………………………………………………………… (10)

实验一　化学法测定血清蛋白质 …………………………………………………………… (12)
　　一、双缩脲法测定血清总蛋白 ……………………………………………………… (12)
　　二、溴甲酚绿法测定血清蛋白 ……………………………………………………… (14)

实验二　化学法测定无机离子和微量元素 ………………………………………………… (18)
　　一、邻甲酚酞络合酮法测定血清总钙 ……………………………………………… (18)
　　二、还原钼蓝法测定血清磷 ………………………………………………………… (19)
　　三、甲基麝香草酚蓝法测定血清镁 ………………………………………………… (21)
　　四、亚铁嗪显色法测定血清铁和总铁结合力 ……………………………………… (22)

实验三　化学法测定胆红素 ………………………………………………………………… (26)
　　一、改良J-G法测定血清总胆红素与结合胆红素 ………………………………… (26)
　　二、钒酸氧化法测定血清总胆红素和结合胆红素 ………………………………… (29)

实验四　乙酰丙酮显色法测定血清三酰甘油 ……………………………………………… (31)

实验五　化学法测定血清肌酐 ……………………………………………………………… (34)
　　一、苦味酸连续监测法测定血清肌酐 ……………………………………………… (34)
　　二、去蛋白终点法测定血清肌酐 …………………………………………………… (36)

实验六　离子交换层析法测定糖化血红蛋白 ……………………………………………… (38)

实验七　免疫化学法测定生化代谢物 ……………………………………………………… (41)
　　一、免疫透射比浊法测定血清载脂蛋白AⅠ和B100 ……………………………… (41)
　　二、免疫化学法测定C反应蛋白 …………………………………………………… (43)

实验八　电化学法测定生化物质 …………………………………………………………… (45)
　　一、离子选择性电极法测定血清电解质 …………………………………………… (45)

二、血液 pH 和气体分析 ……………………………………………………………… (48)

实验九　电泳法测定血清蛋白质和同工酶 ……………………………………………… (51)
　　一、醋酸纤维薄膜电泳测定血清蛋白 ……………………………………………… (51)
　　二、琼脂糖凝胶电泳法测定乳酸脱氢酶同工酶 …………………………………… (54)

实验十　连续监测法测定酶活性浓度 ………………………………………………… (58)
　　一、色素原底物反应的连续监测法测定 γ-谷氨酰基转移酶 …………………… (58)
　　二、过氧化物酶反应的连续监测法测定腺苷脱氨酶 ……………………………… (60)

实验十一　连续监测法与定时法比较测定 ALT 活性浓度 ………………………… (64)

实验十二　脱氢酶指示系统测定生化物质 …………………………………………… (69)
　　一、脱氢酶指示系统直接法测定血液乳酸 ………………………………………… (69)
　　二、脱氢酶指示系统酶偶联法测定血清尿素 ……………………………………… (71)

实验十三　过氧化物酶指示系统测定生化物质 ……………………………………… (73)
　　一、酶偶联终点法测定血清 HDL 及其亚类胆固醇 ……………………………… (73)
　　二、肌氨酸氧化酶法测定血清肌酐 ………………………………………………… (75)
　　三、尿酸酶-过氧化物酶偶联法测定血清尿酸 …………………………………… (78)

实验十四　酶循环法测定生化物质 …………………………………………………… (81)
　　一、酶循环法测定血清总胆汁酸 …………………………………………………… (81)
　　二、酶循环法测定血清同型半胱氨酸 ……………………………………………… (83)

实验十五　酶激活和酶抑制法测定生化物质 ………………………………………… (87)
　　一、碳酸酐酶激活法测定锌含量 …………………………………………………… (87)
　　二、乙酰胆碱酯酶抑制法测定有机磷 ……………………………………………… (89)

实验十六　临床生物化学检验仪器的质量保证 ……………………………………… (91)
　　一、分光光度计的性能检查和调校 ………………………………………………… (91)
　　二、生化分析仪 K 值测定 …………………………………………………………… (93)

实验十七　临床生物化学检验质量控制 ……………………………………………… (97)
　　一、室内质控图的绘制 ……………………………………………………………… (97)
　　二、室间质量评价 …………………………………………………………………… (99)

实验十八　临床生物化学检验方法学评价 …………………………………………… (102)
　　一、重复性试验 ……………………………………………………………………… (102)
　　二、回收试验 ………………………………………………………………………… (104)
　　三、干扰试验 ………………………………………………………………………… (105)
　　四、方法比较实验 …………………………………………………………………… (107)

  五、检测限试验 ………………………………………………………………（109）
  六、Westgard 方法性能决定图绘制 ………………………………………（111）

实验十九　临床生物化学试剂盒性能评价 ……………………………………（113）
  一、线性范围试验 ……………………………………………………………（113）
  二、临床可报告范围 …………………………………………………………（116）
  三、时间反应曲线试验 ………………………………………………………（118）
  四、稳定性实验 ………………………………………………………………（120）
  五、单双试剂对比评价 ………………………………………………………（121）

实验二十　生化检测系统的溯源与校准 ………………………………………（125）
  一、生化分析自建检测系统的溯源 …………………………………………（125）
  二、生化分析检测系统的校准 ………………………………………………（128）
  三、不同生化分析仪间的比对 ………………………………………………（130）
  四、生化检测系统分析性能的可接受性评价 ………………………………（133）

附录 ………………………………………………………………………………（136）
  附录1　药物对实验室检查结果的影响 ……………………………………（136）
  附录2　临床生物化学常规检验项目分析质量指标 ………………………（138）
  附录3　常用玻璃量器标称容量的允差标准 ………………………………（139）
  附录4　Grubbs 检验临界值 Ga，n ………………………………………（140）
  附录5　确定比对样品重复性检测次数的临界值表 ………………………（141）

总论 临床生物化学检验实验室基本知识

临床生物化学检验是医学检验专业的一门主干课程,其临床实践活动主要是在实验室里进行。因此本章将首先介绍与之相关的实验室安全知识、常用实验器材的使用、实验用水质量要求、实验试剂的选择和实验技术原理与应用,以便学生熟悉基本的实验室工作规则,为后续章节的学习和实验奠定基础。

一、实验室安全知识

临床生物化学检验实验操作者经常直接或间接接触有毒性、腐蚀性、易燃易爆的化学药品和各种生物样品,使用到煤气、电等高温电热设备和易碎的玻璃器材和瓷质器皿,因此必须十分重视安全防范工作,以防造成环境污染和危害身体健康。实验室安全防护除了要遵循一般要求外,还要重视生物安全、化学安全和消防安全等。

(一) 实验室安全的一般要求

在实验工作区:①禁止吸烟。②禁止放置食物、饮料及类似存在有潜在的从手到口的接触途径的其他物质,禁止用实验用冰箱储藏食物。③处理腐蚀性或毒性物质时,必须使用安全镜、面罩或其他的眼睛和面部防护用品。④应穿隔离服(白大衣),服装还应符合实验要求。⑤应穿着舒适、防滑,并能保护整个脚面的鞋。⑥头发不可下垂,避免与被污染物质接触或卷入机器。不可留长胡须。⑦由实验工作区进入非污染区要洗手,接触污染物时要立即洗手。⑧及时清理实验垃圾,保持实验台面的整洁和环境清洁。

(二) 生物安全

实验室生物安全是描述那些用以防止发生病原体或毒素无意中暴露及意外释放的防护原则、技术以及实践。生物安全贯穿于实验的整个过程,从取样到所有潜在危险材料的被处理。生物安全的保护对象包括自己、同事、社区和环境。

临床生物化学检验实验涉及的生物安全等级多为一级,进行试验用的物质是已知的、所有特性都已清楚,操作人员经过基本的实验室知识培训和指导,才可在公开的实验台面上进行,不需要有特殊需求的安全保护措施。

临床生物化学检验常用的人体标本有血液、尿液、胸水、腹水和脑脊液等,这些来自临床的标本是潜在的生物传染源,在试验操作过程中应加以防范。采血用注射器、棉球等物品应放置在指定容器内,切勿随意丢弃。应使用指定的容器存放标本,严防污染,避免与身体接触。如不慎沾污皮肤、衣物或实验台面,应及时清洗和消毒。皮肤意外接触到血液、体液或其他化学物质时,应立即用肥皂和流动水冲洗。若皮肤有破损及伤口,应及时到急诊室就诊,请专科医生诊治。棉质工作服、衣物有明显污染时,可随时用有效氯500mg/L的消毒液,浸泡30~60 min,然后冲洗干净。实验台面若被明显污染,用1000~2000 mg/L有效氯溶液撒于污染表面,并使消毒液浸过污染表面,保持30~60 min,再擦除,拖把或抹布用后浸于上述消毒液内1h。

实验完毕，剩余的血标本以及使用过的一次性器材由专人负责，按规定程序消毒和处理，并以消毒液浸泡、流水冲洗双手。其他感染性废物和器材应放置在指定容器内，按照生物安全实验室管理技术规范处置程序进行消毒、隔离、包装、转运和保存。

（三）化学安全

临床生化检验实验过程中，经常涉及许多化学试剂，应特别注意以下几点：①使用强酸、强碱时，必须戴防护手套小心地操作，防止溅出。量取这些试剂时，若不慎溅在实验台上或地面，必须及时用湿抹布擦洗干净。强碱（如氢氧化钠、氢氧化钾）触及皮肤而引起灼伤时，要先用大量自来水冲洗，再用2%或5%乙酸溶液涂洗。强酸、溴等触及皮肤而致灼伤时，立即用大量自来水冲洗，再以5%碳酸氢钠溶液或5%氢氧化铵溶液洗涤。酚类触及皮肤引起灼伤，首先用大量的水清洗，再用肥皂和水洗涤，忌用乙醇。②使用可燃物，特别是易燃物（如乙醚、丙酮、乙醇、苯、金属钠等）时，应避免靠近火焰。低沸点的有机溶剂应避免直接在火上加热，可在水浴中利用回流冷凝管加热或蒸馏。③实验产生的废液应倒入指定容器内，尤其是强酸和强碱不能直接倒在水槽中，应由专人负责处理。④有毒物品应按实验室的规定办理审批手续后领取，使用时严格操作，用后妥善处理。

（四）消防安全

进入实验室开始实验前，应了解煤气总阀门、水阀门及电闸所在处。离开实验室时，一定要将室内检查一遍，将水、电、煤气的开关关好。在实验室内：①严禁吸烟，严禁私人使用电炉取暖。②使用电器设备（如烘箱、恒温水浴、离心机、电炉等）时，严防触电。绝不可用湿手或在眼睛旁视时开关电闸和电器开关。操作前用试电笔检查电器设备是否漏电，凡是漏电的仪器，一律不能使用。③对易燃易爆、有毒药品使用过程中严格执行操作规程，注意安全，做好防患措施，防止意外事故的发生。使用电炉、酒精灯等要远离化学易燃物品。如果不慎倾出了相当量的易燃液体，则应立即关闭室内所有的火源和电加热器，开启窗户通风，用毛巾或抹布擦拭洒出的液体，并将液体拧到大的容器中，然后再倒入带塞的玻璃瓶中。④易燃和易爆炸物质的残渣（如金属钠、白磷、火柴头）不得倒入污物桶或水槽中，应收集在指定的容器内。

在实验过程中一旦发生了火灾应保持镇静。首先立即切断室内一切火源和电源，然后根据具体情况正确地进行抢救和灭火。小范围起火时，应立即用湿布扑灭明火，并切断电源，关闭可燃气体。易燃液体和固体着火时，应根据燃烧物质的性质，采用不同的灭火剂。范围较大的火情，应用消防砂或干粉灭火机扑灭，并应及时报警。

二、实验用水

水是常用的溶剂，天然水中含有电解质、有机物、颗粒物、微生物和溶解气体等许多杂质，经简单的物理、化学方法处理，除去悬浮物质和部分无机盐即得到自来水。天然水和自来水经蒸馏、电渗析、离子交换等处理，除去杂质，即成实验用纯水。实验用水的质量直接影响所配试剂的质量和实验结果的准确性和精密度。

（一）实验用水的制备方法

1. 蒸馏法 利用水与杂质的沸点不同，将自来水（或天然水）在蒸馏器中加热汽化，然后冷凝水蒸气即得蒸馏水。按蒸馏次数可分为一次、二次和多次蒸馏法。蒸馏水是实验室中常用的较为纯净的洗涤剂和溶剂，可以满足普通分析实验室的用水要求。蒸馏法制水的优点是操作简单、成本低、效果好，适用于用水量较小的实验室。但其耗能大，冷却水消耗亦多，同时需注意管道的清洁。电阻率是衡量实验室用水导电性能的指标,随着水内无机离子的减少电阻加大则数值逐渐变大。蒸馏水在25℃时其电阻率为$1\times10^5\Omega/cm$左右。

2. 离子交换法 当水流过装有离子交换树脂的交换器时,水中的杂质离子通过离子交换柱(内装阴、阳离子交换树脂)被除去的方法称离子交换法。

离子交换树脂是人工合成的带有交换活性基团的多孔网状结构的高分子化合物,在网状结构的骨架上,含有许多可与溶液中的离子起交换作用的"活性基团"。根据树脂可交换活性基团的不同,离子交换树脂被分为阳离子交换树脂和阴离子交换树脂两大类。当水通过阳离子交换树脂时,水中的Na^+、Ca^{2+}等阳离子与树脂中的活性基团($-H^+$)发生交换;当水通过阴离子交换树脂时,水中的Cl^-、SO_4^{2-}等阴离子与树脂中的活性基团($-OH^-$)发生交换。所以离子交换法制备纯水时的过程是水中的杂质离子先通过扩散进入树脂颗粒内部,再与树脂的活性基团中的H^+和OH^-发生交换的过程。

离子交换法主要有两种制备方式:①复床式,即按阳床-阴床-阳床-阴床-混合床的方式连接并产生去离子水,便于树脂再生。②混床式(2~5级串联不等),去离子效果好,但再生不方便。

由于树脂是多孔网状结构,具有很强的吸附能力,可以同时除去电中性杂质,又因交换柱本身就是一个很好的过滤器,所以颗粒杂质可以一同除去。本法得到的去离子水纯度较高,25℃时电阻率达$5\times10^6\Omega/cm$以上。

3. 电渗析法 该法是将自来水通过电渗析器,在外加直流电场的作用下,利用阴、阳离子交换膜分别选择性地允许阴、阳离子透过,使一部分离子透过离子交换膜迁移到另一部分水中去,从而实现一部分水纯化的方法。电渗析器主要由离子交换膜、隔板、电极等组成。离子交换膜是整个电渗析器的关键部分,是由具有离子交换性能的高分子材料制成的薄膜。阳离子交换膜(阳膜)只允许阳离子通过,阴离子交换膜(阴膜)只允许阴离子通过。电渗析水的电阻率一般在$10^4\sim10^5\Omega/cm$。本法适用于处理含有离子杂质较多的水,如海水淡化。

4. 反渗透法 它是一种利用反渗透膜除去无机盐、有机物(分子量<500)、细菌、病毒等的技术,产出水的电阻率能较原水的电阻率升高近10倍。常用的反渗透膜有醋酸纤维素膜、聚酰胺膜和聚砜膜等,膜的孔径为$0.0001\sim0.001\mu m$。

5. 活性炭吸附法 活性炭吸附法是采用活性炭柱处理自来水,除去有机物的方法。活性炭是广谱吸附剂,可吸附气体成分、细菌和某些过渡金属等。该法作为各种制备纯水配套的一种措施。

6. 纯水器系统 目前多采用本法制备纯水,纯水器是有效地把纯化水技术的工作原理集中在一台纯水机上,其基本装置包括机械过滤、活性炭吸附、反渗透膜过滤、紫外线消解、离子交换单元和$0.2\sim0.45\mu m$滤膜过滤。

(二)实验用水的储存方法

在实际工作中,应重视纯水的贮存、运输和使用过程,防止纯水等级下降。一般选用聚乙烯或聚丙烯桶(瓶)贮存,贮存时间不宜太长。使用时应避免一切可能的污染,切勿用手接触纯水或容器内壁。

(三)实验用水的质量要求和水质检测

1. 实验用纯水标准 1995年国际标准化组织(International Organization for Standardization, ISO)制定了纯水标准,将纯水分为三个级别,见表1。2008年国家质量监督检验检疫总局批准实施的《分析实验室用水规格和试验方法》(GB/T6682-2008)主要参数见表2。

表1 国际标准化组织纯水标准（ISO 3696：1995）

指标	Ⅰ级	Ⅱ级	Ⅲ级
pH（25℃）	—	—	5.0～7.5
最大电导率 μS/cm 25℃	0.1	1.0	5.0
蒸发残渣（mg/kg）110℃≤		1.0	2.0
最大吸光度（254 nm，1cm 比色皿）	0.001	0.01	—
SiO_2 最大量 mg/L	0.01	0.02	—
最大耗氧量 mg/L		0.08	0.4

表2 分析实验室用水规格标准（国家质量监督检验检疫总局 GB/T 6682—2008）

级别	Ⅰ级	Ⅱ级	Ⅲ级
外观（目视观察）	无色透明	无色透明	无色透明
pH（25℃）	—	—	5.0-7.5
电导率（mS/m 25℃）≤	0.01	0.10	0.50
可溶性硅[以（SiO_2）计]，(mg/L)≤	0.01	0.02	—
吸光度（254nm，1cm 光程）≤	0.001	0.01	—
可氧化物质[以（O）计]，mg/L ≤		0.08	0.4
蒸发残渣（105℃±2℃），(mg/L)≤	—	1.0	2.0

2. 实验用纯水的使用与用途 美国病理学家协会（College of American Pathologists，CAP）和美国临床实验室标准化委员会（National Committee for Clinical Laboratory Standards，NCCLS）规定的实验用纯水用途见表3。不同等级水在临床实验室的用途不一，一般选用Ⅱ级水，特殊实验如酶活性测定、电解质分析等应选用Ⅰ级水，Ⅲ级水用于仪器、器皿的自来水清洁后冲洗。

表3 NCCLS、CAP 规定的等级纯水的用途

	级别	用途
NCCLS	Ⅰ	原子吸收、火焰光度、电解质、荧光、酶、高灵敏度层析、电泳、参比液、缓冲液
	Ⅱ	一般实验检验，玻璃器皿冲洗
	Ⅲ	玻璃器皿洗涤，要求不高的定性试验
CAP	Ⅰ	原子吸收、火焰光度、酶、血气及 pH、电解质、无机元素、缓冲液、参比液
	Ⅱ	一般实验室检验，血液学、血清、微生物检验等
	Ⅲ	普通定性测定、尿液检验、组织切片、寄生虫、器皿洗涤

3. 水的纯度检查 水的纯度检查首先用电导率仪测定其电导率或电阻率，然后可用特定试剂分别检测水中可溶性硅、Ca^{2+}、Mg^{2+}、Cl^-、SO_4^{2-} 等成分的含量。

（1）电阻率：用电导仪或兆欧表测定。用电导仪测得电导率，与电阻率可进行换算。电导是电阻的倒数，单位为西门子（s），即 $1s=1\Omega^{-1}$；每 cm 长的电导为电导率（$s\cdot cm^{-1}$）。电导仪表头读数单位为 $\mu s\cdot cm^{-1}$，$1\mu s\cdot cm^{-1}=1\times10^{-6}s\cdot cm^{-1}$ 即当电导仪读数为 1 时，其电阻率为 $1\times10^6\ \Omega$（$1M\Omega$）cm^{-1}。

（2）可溶性硅定性检验：方法如下：纯水 10ml 加入 1% 的钼酸溶液 15 滴，草酸硫酸混合液（4% 草酸 1 份加 4mol/L H_2SO_4 3 份）8 滴，摇匀，置室温 10min，滴加 1% 硫酸亚铁溶液 5 滴摇匀，以不显蓝色为合格（≤0.05mg/L）。

三、实验试剂管理

临床生物化学检验实验中，经常需要采购试剂和试剂盒、配制实验试剂，检验人员应熟悉化学试剂的品级规格及其用途，熟悉试剂盒的选择原则，以便在实际工作中能正确选用。

（一）化学试剂规格要求

化学试剂是指为实现化学反应而使用的化学药品。我国参照进口化学试剂的质量标准，对通用试剂制定四种常用规格，一级试剂（即保证试剂，绿色标签，guarantee reagent，GR）、二级试剂（即分析纯试剂，红色标签，analytical reagent，AR）、三级化学纯试剂（即化学纯试剂，深蓝色标签，chemical pure，CP）、四级实验试剂（即实验试剂，黄色标签，laboratory reagent，LR）。对特殊用途的试剂另作规定，如用于色谱分析试剂为色谱纯试剂。化学试剂的品级、纯度和用途见表4。

表4 一般化学试剂的品级、纯度和用途

品级	一级试剂	二级试剂	三级试剂	四级试剂
国内标准	优级纯（保证试剂）	分析纯（分析试剂）	化学纯	实验试剂
	GR	AR	CP	LR
	绿色标签	红色标签	蓝色标签	黄色标签
国外标准	AR	CP	LAP	
	纯度高、杂质含量低，适用于研究和配制标准液	纯度较高、杂质含量较低，适于定性和定量分析	质量略低于二级试剂，用途近二级试剂	纯度较低，用于一般定性试验

（二）化学试剂的选用

1. 化学试剂的选用原则 实验中选择何种品级试剂，应根据检验方法的要求及样品中被测物含量来决定，应把试剂的选用标准和要求与方法的精密度和灵敏度结合起来加以考虑。干扰因素较多、含微量被测物的样品测定时，必须选用品级、纯度较高试剂，如微量元素测定必须用一级试剂；作标准物的试剂须选用品级高的试剂；一般的定性检验可选用实验试剂。试剂纯度越高，由试剂引起的误差就越小。

2. 化学试剂使用的注意事项

（1）核对瓶签：所用试剂必须有瓶签，应核对品级、纯度、含有成分的百分率和不纯物（杂质）的最高数据及化学分子式。

（2）观察试剂性状有无变质：有些化合物本身不稳定，经过长期贮存会逐渐发生分解、氧化、还原、聚合、升华、蒸发、沉淀析出等变化。一旦出现混浊、沉淀、颜色改变等，一般不再使用，应弃之。有的可重新蒸馏纯化后再用。

（三）实验试剂的配制与管理

试剂配制分为两大类：一类是直接配制法，适用于标准溶液和一般溶液配制；另一类是间接配制法，适用于不易恒重的固体试剂和含量不准的液体试剂，即先配出大约浓度的溶液，再用标准溶液标定出准确的浓度，如酸碱溶液、$KMnO_4$溶液、$Na_2S_2O_3$溶液的配制。试剂配制与管理有一定的要求和使用原则。

1. 登记 建立试剂登记与双查双签制度。配制者应在试剂登记簿上登记配制试剂配方，配方应体现原试剂级别、浓度、pH、加入先后顺序、配制方法及配制总量等，要求计算准确，固体试剂和液体试剂应以瓶签所注明的化学式、比重和百分含量作为计算组成量的依据。配制总量应根据其工作量与试剂保存期限来确定。最后由另一人核对并双人签名。

2. 试剂恒重 部分化学试剂在存放过程中会吸收空气中的水分,用适当的方法除去吸收的水分,使试剂恢复到吸潮前的状态,这一过程称为恒重。需要恒重的试剂在使用前必须进行恒重,应注意不同试剂的恒重方法不尽相同。

3. 试剂的纯化与称重 部分试剂本身纯度不够,或在贮存过程中会发生氧化(如邻甲苯胺、胆红素等)、分解(如丙烯酰胺)、聚合(如甲叉双丙烯酰胺)等反应,使其变得不符合使用要求,需要在使用前对这些试剂进行一定的处理,使其纯度满足要求。试剂的称重是决定所配试剂浓度准确与否的关键一环,称重必须准确。一般称取固体试剂,应采用称量瓶、玻璃纸等盛放;对易潮解、易挥发的试剂称量应迅速;标准物需用万分之一天平称取。

4. 溶剂 试剂配制中的溶剂一般为蒸馏水或去离子水,特殊试剂或非水为溶剂的试剂应注明清楚。蒸馏水的水质(即外观、pH、氯化物及硫酸盐等指标)必须符合规定。配制一些特殊要求的试剂时,所用的蒸馏水还需作特殊处理,如微量元素测定用水必须经双重蒸馏,血氨测定要用无氨蒸馏水。

试剂配好后要在试剂瓶上写明名称、浓度、配制时间,必要时还应注明用途、用量。

5. 试剂的保管 为了保证试剂质量,延长试剂有效期,科学存放试剂至关重要。妥善保管试剂具有两方面含义,一是保证安全,如剧毒、麻醉、易燃、易爆、腐蚀品等的保管;二是保证质量,防止变质。保证安全主要在于加强责任心。保证质量、防止变质主要有如下措施:分类按顺序存放,强氧化剂和易燃品必须严格分开,挥发性酸或碱不能跟其他试剂混放;贮于干燥冷暗处,一部分见光易分解的化学试剂要盛装在棕色瓶中,并注意避光;严密封盖,必要时加蜡封口,特别是易潮解吸湿、失水风化类试剂;需冷藏保存的试剂并非温度越低越好,应根据瓶签上标示的贮存温度分别置冰箱、冰盒或低温冰箱中。

(四)生化试剂盒的选择与使用

商品试剂与校准品按检测项目组合成一套放在一个包装盒内叫试剂盒(reagent kit)。在临床工作中,生化检验指标的检测多采用商品化的试剂盒,同一项目可有多厂家生产的产品供检验人员选择。

1. 生化检验试剂盒的类型 临床生化诊断试剂按剂型分类有液体型、粉剂型、片剂型;按试剂种类分类有单一试剂、双试剂、多试剂等。目前以液体型为主要剂型,其优点是试剂组分高度均一,瓶间差异小,测定重复性好和使用方便;无需加入任何辅助试剂及蒸馏水,避免了外源性水质对试剂的影响;性能较稳定,测定结果较为准确。缺点是保存时间较短,不便于运输。液体型试剂分为单试剂和双试剂。

(1)液体单试剂:将某种生化检验项目所用到的试剂按一定顺序科学地混合在一起,组成一种试剂即为液体单试剂。应用时,只需将标本和试剂按一定比例混合,即可进行相应的生化反应,然后用适当的方法检测结果。具有操作简便快速、测定结果可靠等优点。但对有些生化检验项目来说,存在抗干扰能力差的缺点,给测定结果带来较大的分析误差。例如,甘油三酯测定的一步法试剂,由于未消除样品中的游离甘油,使测定结果中包括了内源性甘油(平均约为0.11mmol/L),会给甘油三酯的测定值带来较大的误差。类似的情况还见于维生素C、尿酸和胆红素对Trinder反应(偶联终点比色法)的干扰,内外源性NH_4^+对尿素酶法测定的干扰,以及内源性丙酮酸对ALT、AST测定的干扰等。

(2)液体双试剂:液体双试剂就是将生化检测项目所用到的试剂,按用途科学地分成两类,分别配成两种试剂,第一试剂加入后可起到全部或部分消除某些内源性干扰的作用,第二试剂为启动被检测物质反应的试剂,两种试剂混合后才共同完成被检项目的生化反应。它保持了单试剂的优点,增强了抗干扰能力和试剂的稳定性,提高了测定结果的准确性。

2. 选购试剂盒的要求和注意事项

（1）选购试剂盒的一般要求：①所采用的测定方法特异性好，灵敏度、准确度、精密度符合卫生计生委临床检验中心、IFCC、WHO等推荐的方法性能。②试剂盒的储存期应尽可能长。③水溶性、低黏性、无腐蚀、无毒害、不爆炸、不易燃、不污染环境。④所用校准品或标准参考物符合卫生计生委临床检验中心、IFCC、WHO推荐的标准和要求。

（2）选购试剂盒的注意事项：①首先要仔细阅读试剂盒的说明书，对试剂盒选用方法有所了解。对试剂盒的组成、方法性能指标加以分析，是用于手工操作，还是用于自动分析仪。属于后者，其实验参数是否与本单位自动分析仪的实验参数相符。②有无卫生计生委的批准文号。凡已列入卫生计生委临床检验体外诊断试剂审批管理范围的试剂盒，没有生产批准文号的，不应使用。对有生产批准文号者，也需考察生产厂家的信誉。③对试剂盒的包装、理学性能、方法学性能指标进行考察和检测，并经实际应用，符合说明书规定及本室实验要求者方可选购。④根据本单位的日工作量、分析仪试剂用量、稳定期等因素综合分析，应选购合适包装，近期出厂的产品。⑤注意季节对试剂质量的影响。一般在气温较低的季节购买试剂，防止试剂盒在运输途中变质。

四、常用实验器材的使用和维护

临床生物化学检验实验常用器材包括玻璃器皿、加样器、水浴箱、离心机等。掌握这些常用器材的正确使用和维护方法，对保证实验结果的准确性至关重要。

（一）玻璃器皿的清洗、使用

1. 玻璃器皿的分类 玻璃器皿分为容器类和量器类。容器类玻璃器皿为常温或加热条件下物质的反应容器和贮存容器，包括试管、烧杯、锥形瓶、滴瓶、漏斗等。量器类玻璃器皿用于计量溶液体积，包括量筒、移液管、吸量管、容量瓶、滴定管等。

2. 普通玻璃器皿的清洗 根据实验目的的不同，清洗液的种类和配置方法也不同，冲洗方法也不同。

（1）新购玻璃器皿的清洗：新购的玻璃器皿表面常附着有游离的碱性物质，可按照下列程序清洗：①选用大小合适的毛刷，用肥皂水（或去污粉）洗刷内外表面（内壁用旋转手法刷洗）。②用自来水冲洗至容器壁不挂水珠。③在1%~2%盐酸溶液中浸泡过夜（不少于4h）。④用流水冲洗干净。⑤用蒸馏水冲洗2~3次。⑥在100~130℃烘箱内烤干或倒置在架子上备用。

（2）使用过的玻璃器皿的清洗：容器类玻璃器皿使用后应立即浸泡于清水中，以免粘污物质干涸。清洗时按照下列程序操作：①用自来水洗刷至无污物。②选用大小合适的毛刷沾取去污粉（掺入肥皂粉）刷洗器皿内外（内壁用旋转手法刷洗）。③用自来水冲洗干净。④用蒸馏水冲洗2~3次。⑤烤干或倒置在清洁处，干后备用。

量器类玻璃器皿使用后应立即浸泡于凉水中，勿使物质干涸。清洗时按照下列程序操作：①用流水冲洗，除去附着的试剂、蛋白质等物质。②晾干，在铬酸洗液中浸泡4~6h（或过夜）。③用自来水充分冲洗干净。④用蒸馏水冲洗2~4次，晾干备用。

（3）清洁液的配制和使用：清洁液的配方有数种（见表5），可按需要选用。

表5 清洁液的配方

配方	1	2	3
重铬酸钾（g）	80	50	200
粗浓硫酸（ml）	100	900	500
水（ml）	1 000	100	500

配制时,先将重铬酸钾溶于水中,加热助溶,待冷。然后将工业用浓硫酸缓慢加入上液中,边加边搅拌,切勿过快,以免产生高热使容器破裂。切忌把重铬酸钾溶液向硫酸中倾倒。配制时,根据用量选用烧杯或陶瓷缸作容器。因其吸水性较强,故应加盖贮存,盛放清洁液的容器应放置在无人走动的固定位置。

清洁液的腐蚀性强,使用时注意不要溅在皮肤和衣服上。如果清洁液的颜色逐渐变为绿色,表示效力降低,可再加入适量的重铬酸钾和浓硫酸,继续使用;如已变成黑色,则不能再用。

清洁液适用于事先清洗过但未能洗净的玻璃器皿,但需在器皿干燥后浸泡。未清洗或未消毒的器皿不要直接浸泡于清洁液中,否则会使清洁液迅速失效,降低洗涤能力。

3. 普通玻璃器皿的使用

(1) 量筒:量筒是实验中常用的度量液体的量器,用于不太精密的液体计量。量筒不能用作反应容器,不能装热的液体,更不可对其加热。

使用时根据需要选用各种不同容量规格的量筒。例如量取8ml液体时,应选用10ml量筒(测量误差为±0.1 ml);如果选用100 ml量筒量取8 ml液体体积,则至少有±1 ml的误差。

读取量筒刻度值时,一定要使视线与量筒内液面(半月形弯曲面)的最低点处于同一水平线上,否则会增加体积的测量误差。

(2) 容量瓶:容量瓶主要是用于把精密称量的物质配制成准确浓度的溶液,或是将准确容积及浓度的浓溶液稀释成稀溶液。

容量瓶是一种细颈梨形的平底瓶,瓶颈上有环形标线,表示在所指温度下(一般为20 ℃)液体充满至标线时的容积。常用的容量瓶有25ml、50ml、100ml、250ml、500ml、1000ml等规格。

容量瓶与瓶塞要配套使用,使用前应检查是否漏水。工作中不要一次性地将溶液加至刻度。不宜用容量瓶长期存放溶液。另外,容量瓶不能在烘箱中烘烤,不许以任何形式对其加热。

(3) 吸量管:吸量管是用于准确量取一定体积液体的量出式的玻璃量器,常用的吸量管有三类:奥氏吸量管、移液管和刻度吸量管。

刻度吸量管常用于量取10ml以下任意体积的液体。每根吸量管上都有许多等分刻度,刻度标记有不同方式,常见的有全流出式和不完全流出式两种。全流出式吸量管的上端常标有吹字,刻度包括尖端部分,欲将所量取液体全部放出时,应将管尖的液体吹出。不完全流出式吸量管的刻度不包括吸量管的最下部分,使用时放液至相应的容量刻度线处即可。

为便于准确快速地选取所需的吸量管,国际标准化组织统一规定:在刻度吸量管的上方印上各种彩色环,不完全流出式在单环或双环上方再加印一条宽1～1.5mm的同颜色彩环,其容积标志见表6。

表6　刻度吸量管的容积标志

标准容量 (ml)	0.1	0.2	0.25	0.5	1	2	5	10	25	50
色标	红	黑	白	红	黄	黑	红	橘红	白	黑
环数	单	单	双	双	单	单	单	单	单	单

用吸量管移取溶液时,应规范操作。移取溶液时,用右手的大拇指和中指拿住管上方,无名指和小指分置吸量管前后协助固定,食指向上配合左手操作。吸量管下端插入溶液中1～2cm,左手用吸耳球慢慢将溶液吸入管内。当液面升高到刻度以上时,立即用右手的食指按住管口,将吸量管下口提出液面,管的末端靠在盛溶液器皿的内壁上,略为放松食指,使液面平

稳下降,直到溶液的弯月面与标线相切时,立即用食指压紧管口,使液体不再流出。取出移液管(吸量管),以干净滤纸片擦去吸量管末端外部的溶液,然后插入承接溶液的器皿中,使管的末端靠在器皿内壁上。此时吸量管应垂直,承接的器皿倾斜,松开食指,让管内溶液自然地沿器壁流下,等待10~15s后,拿出吸量管。

(4)试管:常用规格为10×75mm、13×100mm、15×150mm等,用玻璃或塑料制成。试管规格和质量的选择依实验而定。现在实验室多使用化学清洁的一次性试管,以保证实验的质量。

(5)烧杯:烧杯是用于盛放液体、加热和溶解试剂时常用的玻璃器皿,经常与容量瓶配合使用。使用时切勿用手接触其内壁,溶解或混匀试剂时可用玻璃棒轻轻搅拌助溶或助匀。烧杯内试剂倾入容量瓶时,注意多次冲洗烧杯,一并倾入容量瓶内。

(6)漏斗:漏斗多用于过滤和收集沉淀物。在定量分析中,选用大小合适的滤纸,对角折叠两次后1:3分开放入漏斗内,纸的边缘不能超出漏斗上缘,滤纸的大小要与欲过滤液量相配,过大会使滤液回收量减少、所含成分浓缩从而影响实验的结果。

(二)加样器的使用

加样器是精密量器,只能在特定的量程范围内使用,因此使用时应选用量程合适的加样器。加样器下段为可装卸可更换的吸液嘴,用加样器上方的"推进按钮"定量采取液体。加样器有固定式和可调式两种。在使用可调式加样器时,需要用选择旋钮先将容量调至所需容量刻度上。固定式直接按下列步骤操作:①在吸液杆上安装与吸取量匹配的吸液嘴,套紧。②右手握住加样器,用拇指把"推进按钮"向下按到第一静止点(第一档位),将吸液嘴尖头浸入样品或溶液中1~3mm深度,再缓缓放开"推进按钮",使其返回原处,停留1~2s后,将吸液嘴离开标本或溶液。③目测吸入液体体积是否合理,注意不要有气泡,拭干吸液嘴外部残液。④把吸液嘴尖头轻轻地接触容器内壁,成15°~20°角倾斜,将"推进按钮"向下按到第一静止点(第一档位),停留1~2s,再将"推进按钮"向下按到第二静止点(第二档位),排出尖头中的残液。⑤使用完毕,按下卸吸液嘴按钮,退除吸液嘴,安装新的吸液嘴进行下一步操作。

加样器使用时,应注意以下事项:①避免将加样器直接与液体接触。不使用时,也应插上塑料吸液嘴,以免流体或杂质吸入管内,导致阻塞。吸液嘴与吸液杆的连接必须匹配密合。②吸液嘴在使用前须经湿化,即在正式吸液前将所吸溶液吸放2~3次。湿化前后实际容量和排出量均有显著差异。另外,有些新购的吸液嘴是经硅化过的,这有利于减少液体的吸附。③加样器每年应检验校准2~3次,以保证加样的准确性。使用后调至最大量程。

(三)水浴箱的使用

目前,实验室用水浴箱多为电热恒温水浴箱,加热方式多为"U"型浸入式电热管加热,温度控温采用数字式电子控温,读数直观准确,在使用范围内可任意调节。

1. 使用方法 ①使用电热恒温水浴箱时必须先加水于水箱内,再接通电源。打开电源开关,电源指示灯亮表示电源接通。②将温度选择开关拨向设置端,调节温度选择旋钮,同时观察显示读数,设定所需的温度值(精确到0.1℃)。③当设置温度值超过水温时,加热指示灯亮,表明加热器已开始工作。④在水温达到设置水温时,恒温指示灯亮,加热指示灯熄灭,此时加热器停止工作。

2. 注意事项 ①箱外壳必须有效接地。②在未加水前,切勿开电源,以防止电热管内的电热丝烧坏。

(四)离心机的使用

离心机是利用离心力把溶液中的粒子进行分离的一种仪器。根据离心机转速的不同常将离心机分为普通离心机（最高转速4000r/min），高速离心机（最高转数20000r/min）和超速离心机（最高转速100000r/min以上）。下面以普通离心机为例，说明离心机的使用方法。

使用离心机前，应先检查离心机转动状态是否平稳，以确定离心机性能，检查套管与离心管大小是否相配，套管是否辅好软垫（用棉花或橡皮）。使用过的套管底部有无碎玻片或漏孔（碎玻片必须取出，漏孔须修补好），检查合格后，每一对离心管放入一对套管中，然后连套管一起分置粗天平两侧，用滴管向较轻的一侧离心管与套管之间加水，直至天平两侧平衡为止。将各对已平衡的套管连同内容物放置于离心机内，两个等重的管必须放于对称位置。

放妥后，接通电源开关，逐步扭动转速旋钮，缓慢增加离心机转速，直至所需的转速即开始计时。到达规定时间后，仪器将自动归零。待离心机停稳后，将离心管和套管一同取出。

（五）分光光度计的使用

分光光度计的型号很多，下面以722型分光光度计为例说明其使用方法。

1. 722型分光光度计的使用方法　①接通电源，打开开关（电源指示灯亮），开启暗箱盖，预热20min。②转动波长选择旋钮，根据测定溶液选择所需波长。③调节功能选择键使光标移动至"T"。④将待测溶液加入比色皿中，高度至比色皿2/3处。用擦镜纸擦干外部存留液体，使光学面对着光路，将比色皿放入比色架中。⑤拉动比色架，使空白管或调零管对向光路，按功能键"0%"至"T"等于零。⑥盖好暗箱盖，按功能键"100%"至"T"等于100。⑦按功能选择键使光标移动到"A"，此时应显示为"0"。如不在"0"，重复⑤⑥步骤。⑧拉动比色架，分别使标准管和测定管对向光路，分别记录吸光度值。⑨比色完毕，关闭电源，将干燥剂放入暗箱内，合上暗箱盖。⑩将液体倒入废液缸，以自来水冲洗比色皿两遍，再用蒸馏水冲洗两遍，倒置滤纸上以备再用。清理废纸及仪器台面。

2. 注意事项　①分光光度计应精心维护，防震防潮，防腐蚀。操作中切勿将比色皿放在仪器表面。②比色皿的质量对比色结果影响很大，使用时应做好清洁工作，保持比色皿的光学面的透明度良好。操作过程中手持毛玻璃面，避免用粗糙的物品接触光学面。擦拭应用专用擦镜纸轻轻擦拭。③比色时间应尽量缩短，以防光系统疲劳。如需连续使用，中间应适当使之避光休息。

（六）半自动生化分析仪的使用

半自动生化分析仪是指在分析过程中的部分操作（如加样、保温、吸入比色、结果记录等）需手工完成，而另一部分操作则可由仪器自动完成。

1. 使用方法　半自动生化分析仪的品牌很多，操作方法各不相同，以下介绍半自动生化分析仪的参考使用方法：①开机前确认仪器安装符合要求，如电源、地线接触良好，电源电压在220V±10%之间，实验台平稳、坚固，实验室温度、湿度应符合要求等。②打开电源开关，仪器进入自检程序。自检完毕，自动进入主菜单。③从主菜单进入参数设置界面，根据测试项目设置相应的分析参数，存入微机。在不改变方法、试剂、标准品等情况下，下次测定时，可以不必再设置参数。④进入样品测定界面，按照菜单提示进行操作。⑤完成所有项目测量后，回到主菜单，选择组合打印，仪器按样品号打印出组合报告。⑥关机前，一定要反复清洗比色池，并保证比色池中充满蒸馏水。

2. 注意事项　①仪器的使用环境必须符合仪器要求，否则会影响仪器的性能。②在分析测量时，切勿混入气泡。每测定完一个项目（可能有许多样本），都要对比色池进行清洗，然后才能测定下一个项目。③定期检查仪器吸液量，以免泵管老化影响检测结果。

五、实验报告的书写

实验是指在一定的条件下，排除各种次要因素，突出主要因素，让现象以纯粹的典型方式重现的过程。通过实验课使学生掌握临床检验技能，培养学生动手能力、观察能力、分析问题解决问题的能力，巩固和深化所学的基础和临床知识，同时也是学习撰写科学研究论文的过程。将实验的全部过程和结果写成文字材料就构成了实验报告。实验报告是反映实验过程和结果的书面材料，完整地记录实验的全过程，并包括对实验结果的分析和总结。

（一）实验报告的书写要求

实验报告的写作水平是衡量学生实验成绩的一个重要方面，实验报告必须独立完成，禁止抄袭。

实验报告在写作上应具有正确性、客观性、公正性、确证性和可读性等五个特点。在正确性方面，要求实验报告的实验原理、方法、数据及结论均是准确无误的，同时要求实验报告的表述也是准确无误的。在客观性方面，要求实验人员抱着客观的态度观察实验和记录现象，而且在写作时也要客观、忠实地报告实验结果。在公正性方面，要求实验人员在描述实验和报告实验结论时不能带有任何偏见。在确证性方面，要求在实验报告中提到的实验结果是要能被证实的，不但要经得起自己的重复和验证，而且要经得起任何人的重复和验证。在可读性方面，实验报告的写作应符合语法的规范要求，并具有简洁、明晰、通俗、流畅的写作风格。

临床生物化学检验实验分为基本技能性实验、综合应用性实验和设计创新性实验。实验类型不一样，实验要求和报告书写方式也不完全相同。

（二）实验报告的书写内容

一般情况下，实验报告的书写应包括如下内容。

1. 实验目的 明确实验课要达到的目的，使实验在明确的目的指引下进行。

2. 实验原理 学生在老师讲解的基础上，按自己的理解，用简明扼要的文字、框图或化学反应式将实验原理表述出来。它是学生反复理解思考经过再加工的原理，而不是机械地照抄。

3. 实验材料、仪器和主要试剂 写出主要或关键的试剂名称、成分及其作用。主要试剂是指直接与原理有关的或直接影响实验成败的试剂。促使学生去思考试剂的作用，有助于认识和理解实验的原理和特点。

4. 实验操作步骤 根据具体的实验写出主要的操作步骤、流程图或工作表。进一步回顾实验全过程，有助于学生理解实验的设计和每步的目的意义，在操作步骤中写出对相关问题的理解。

5. 实验记录 正确及时地记录原始数据和观察到的现象，不得涂改，培养学生实事求是、严谨的工作作风和良好的工作习惯。

6. 结果计算 列出计算公式，并代入原始数据进行计算，加深对公式的理解和应用，要求学生对检验过程和结果要知其然，还要知其所以然。

7. 结果报告 按正规的临床检验结果报告方式发出报告，并注明参考区间。

8. 临床意义 简要说明该项目异常主要见于哪些生理和病理情况。

9. 讨论和体会 该部分是学生回顾、反思、总结、归纳所学知识的过程，学生可自由发挥，围绕实验相关问题进行讨论。即使得出的结果不理想，也可通过分析讨论，找出原因和解决的办法。

（涂建成）

实验一 化学法测定血清蛋白质

血清总蛋白（Total protein，TP）是血浆固体成分中含量最多、组成复杂、功能广泛的一类化合物。临床检测血清总蛋白及其组分，可作为评价营养状态及消化功能的指标，对肝脏疾病、肾脏疾病、出血性疾病和免疫性疾病等的诊断、治疗和预后判断有重要价值。一般利用蛋白质的结构或特性测定蛋白质：①重复的肽链结构。②酪氨酸和色氨酸的残基对紫外光吸收或与酚试剂反应。③与色素的结合能力。④沉淀后的浊度或光折射。⑤电泳的迁移率的大小。以上这些原理适合于蛋白及蛋白质组分的测定。蛋白质标准品常用牛或人血清蛋白，但牛血清蛋白中的酪氨酸、色氨酸含量及色素结合能力不同于人的蛋白质。因此当用上述②③两原理定量蛋白质时，可能会有误差。

一、双缩脲法测定血清总蛋白

【实验目的】

掌握血清总蛋白测定方法、原理、注意事项及临床意义，血清蛋白测定方法、原理、注意事项及临床意义。熟悉血清蛋白测定的其他方法，双缩脲试剂成分的作用。

【实验背景】

血清总蛋白测定的方法很多：①凯氏定氮法（Kjeldahl 法）：为测定蛋白质最古老（1883年）的方法。蛋白质经强酸高温消化转化成 NH_4^+，NH_4^+ 经碱处理转化为 NH_3 后，用比色法或滴定法测定氮。因蛋白质含氮量恒定在 16% 左右，由此可计算出样品中蛋白质的含量。操作复杂、费时。用于标准蛋白的标定和校正其他方法外，不适于临床常规应用。②双缩脲法：为临床测定血清总蛋白的首选方法。操作简单、精密、准确、使用单一稳定的试剂、快速，既适于手工操作，也便于自动化分析。缺点是灵敏度较低。③酚试剂（Lowry）法：利用蛋白质中酪氨酸和色氨酸与酚试剂作用显色。本法测定纯单一蛋白较合适。④紫外吸收法：利用蛋白质分子中存在着酪氨酸、色氨酸和苯丙氨酸，使蛋白质在 270～290nm 长范围内具有吸收紫外光的性质，可用于测定蛋白质的含量。由于各种蛋白质中酪氨酸和色氨酸的含量有很大的差别，且尿酸和胆红素在 280nm 附近有干扰，所以测定血浆蛋白质时不能得到准确的结果。本法测定的蛋白质未加试剂和处理，保留蛋白的生物活性，可回收全部蛋白质，常用于较纯的酶和免疫球蛋白的测定。⑤染料结合法：蛋白质在酸性环境中带正电荷的 NH_4^+，可与带负电荷的染料结合产生颜色反应。方法比较灵敏而特异。染料有溴甲酚绿、氨基黑 10B、丽春红 S、考马斯亮蓝、邻苯三酚红钼等。⑥比浊法：某些酸（如三氯醋酸、磺基水杨酸）能与蛋白质结合产生沉淀，测定悬浮液的浊度，即可求得蛋白质的含量。此法优点是操作简便、试剂易得、不需特殊仪器。缺点是准确度差。因浊度的强弱受反应条件的影响，难以获得稳定的悬浮液，影响浊度的测定。一般不用于测定血清蛋白，只是在测定尿液或脑脊液等蛋白质浓度较低的样品时仍被采用。

【实验原理】

分子中含两个或两个以上甲酰胺基（$-CONH_2-$）的化合物都能与碱性铜溶液作用，形成紫色的复合物,这一反应称双缩脲反应。蛋白质分子中含有许多肽键(—CONH—),都能发生双缩脲反应,而且各种血浆蛋白质呈色程度基本相同。因此在一定浓度范围内与肽键数量即与蛋白质含量成正比,经与同样处理的蛋白质标准液比较,即可求得蛋白质的含量。双缩脲反应式如下:

【实验试剂】

1. 6mol/L NaOH 溶液 称取 NaOH 240g,用 800ml 新鲜蒸馏水或煮沸冷却的去离子水溶解,冷却后定容至 1L,置塑料瓶内室温保存。

2. 双缩脲试剂 称取硫酸铜($CuSO_4 \cdot 5H_2O$)3g,溶于 500ml 新鲜蒸馏水或煮沸冷却的去离子水中,加入酒石酸钾钠〔$KOOC(CHOH)_2COONa \cdot 4H_2O$〕9g 和碘化钾(KI)5g,待完全溶解后再加入 6mol/L NaOH 溶液 100ml,并用蒸馏水稀释至 1L,置塑料瓶内密封储存,室温可稳定半年。

3. 双缩脲试剂空白试剂 除不含硫酸铜外,其余同双缩脲试剂。

4. 60~70g/L 蛋白质标准液 可用定值参考血清或标准清蛋白作标准。

【操作步骤】

按表 1-1 进行操作。

表 1-1 血清总蛋白测定

加入物(ml)	空白管(B)	标准管(S)	测定管(U)
血清	—	—	0.1
蛋白质标准液	—	0.1	—
蒸馏水	0.1	—	—
双缩脲试剂	5.0	5.0	5.0

混匀,置 25℃ 30 min 或 37℃ 10 min,540nm 比色,以空白管调零,读取各管 A 值进行计算。

结果计算

$$血清总蛋白(g/L) = \frac{测定管(或校正)吸光度}{标准管吸光度} \times 蛋白标准液浓度(g/L)$$

参考区间 成人血清总蛋白 60~80g/L。

【临床意义】

1. 血清总蛋白降低 ①血液稀释:静脉注射过多低渗溶液或各种原因引起的水钠潴留。②营养不良和消耗增加:长期低蛋白质饮食、慢性肠道疾病所引起的吸收不良,使体内缺乏合成蛋白质的原料,或因长期患消耗性疾病,如严重结核病、甲亢和恶性肿瘤等,均可引起血清蛋白浓度降低。③合成障碍:肝功能受损时,蛋白质合成减少,以清蛋白的下降最为显著。

④蛋白质丢失：严重烧伤，大量血浆渗出；大出血时大量血液丢失；肾病综合征，尿液中长期丢失蛋白质；溃疡性结肠炎可从粪便中长期丢失一定量的蛋白质。

2. 血清总蛋白升高 ①血液浓缩：急性失水时如呕吐、腹泻、高热等，造成血清中水分减少引起血液浓缩，使血清中蛋白质的量相对增高，而非绝对量的增加。②合成增加：多见于多发性骨髓瘤患者，主要是球蛋白的增加。

【注意事项】

1. 标本 ①黄疸血清、严重溶血以及酚酞、溴磺酸钠、右旋糖酐对本法有明显干扰。②当血清溶血、黄疸时应设标本空白管，血清 0.1ml 加双缩脲试剂 5.0ml，双缩脲空白试剂调零，540nm 比色，读取标本空白吸光度。用测定管吸光度减去标本空白管的吸光度后是标本净吸光度，计算总蛋白浓度。③高脂血症混浊标本应以丙酮或乙醚抽提后再测定。可按下法做预处理：取两支离心管，各加待测血清 0.1ml 和蒸馏水 0.5ml，再加丙酮 10ml，塞紧并颠倒混匀 10 次后离心，倾去上清液，将试管倒立于滤纸上吸去残余液体。向沉淀中加入 5.0ml 双缩脲试剂，另一管加同样数量的双缩脲空白试剂。

2. 试剂 双缩脲试剂有不同配方，大多数加入酒石酸钾钠，与 Cu^{2+} 形成稳定的络合铜离子，以防止 $Cu(OH)_2$ 不稳定形成沉淀。故酒石酸钾钠与硫酸铜之比不宜低于 3:1。加入 KI 作为稳定剂，防止碱性酒石酸铜自动还原并防止 Cu_2O 的离析，因双缩脲反应中，Cu^{2+} 与肽键的羰基氧（carbonyl oxygen）原子和酰胺基氮（amide nitrogen）原子生成有色络合物。双缩脲显色反应仅和蛋白质中肽键数成正比关系，与蛋白质的种类、分子量及氨基酸的组成无明显关系，各种蛋白质的显色程度基本相同。双缩脲试剂要封闭贮存，防止吸收空气中的二氧化碳。

【思考题】

1. 简述测定总蛋白六种方法的方法性能特点及其适用范围。
2. 简述双缩脲法测定血清蛋白的原理。
3. 血浆总蛋白浓度增高和降低各有何临床意义？
4. 当血清标本发生溶血、黄疸、脂血时，如何用双缩脲法测定总蛋白？
5. 简述双缩脲试剂中各成分的作用。

二、溴甲酚绿法测定血清蛋白

血液中清蛋白（Albumin，A）是由肝脏合成的，含 585 个氨基酸残基的单链蛋白质，分子量为 66450，约占血浆总蛋白的 40%~60%。主要生理功能有：维持血浆胶体渗透压，内源性氨基酸营养源，运输与贮存的载体作用。清蛋白分子量较小，它在血管外体液中的浓度可作为各种膜屏障完整性的良好指标。

【实验目的】

掌握血清蛋白 BCG 测定原理及临床意义。熟悉血清蛋白测定方法的优缺点、试剂配制、注意事项。

【实验背景】

血清蛋白测定有盐析法、电泳法、染料结合法、免疫法等，以染料结合法应用最多。①盐析法：蛋白质分子表面有带电荷的基团，它们与水分子有较大的亲和力，在水溶液中能形成水化膜而增加稳定性。如果在蛋白质溶液中加入大量中性盐，蛋白质表面的电荷被中和水化膜破坏，蛋白质分子相互聚积而沉淀析出，此现象称为盐析。因球蛋白分子量一般较清蛋白大，相等重量的表面积较小，某些球蛋白的 pI 也较清蛋白为高，故球蛋白在生理 pH 下的电荷及水化膜均较清蛋白为少，可被较低浓度的中性盐沉淀。故可用一定浓度的中性盐将球蛋白首先沉淀下来，而清蛋白仍留在溶液中。分离出来的清蛋白溶液可选用上述总蛋白方法测定。盐析法因操作繁琐，又不易用于自动分析，已基本上只有历史意义了。②电泳法：清蛋白是多种染料最好的结合物，所以电泳法测定白蛋白结果偏高。③染料结合法：根据清蛋白具有通过离子键或疏水键结合低分子物质，包括生理性代谢物和外源性染料的能力，而球蛋白很少结合外源染料，故可在不分离清蛋白、球蛋白的条件下用染料直接测定清蛋白。许多化合物，如胆色素、水杨酸盐、青霉素及各种其他药物，由于能与外源染料竞争清蛋白分子上的结合位点，可降低清蛋白结合外源染料的能力，因而干扰测定结果。常用的染料有溴甲酚绿（BCG）和溴甲酚紫（BCP）。④免疫学法：清蛋白免疫学测定法有免疫扩散法、免疫比浊法和放射免疫分析等，这类方法特异性较好，但是成本较高，有的费时较多。高灵敏度的免疫学方法适用于尿液和脑脊液中微量清蛋白的测定。

目前国内测定血清蛋白的最常用的方法是溴甲酚绿（BCG）法。

【实验原理】

血清蛋白在 pH 4.1 环境中带正电荷，在非离子去垢剂聚氧化乙烯月桂醚（Brij-35）存在时，与带负电荷的染料溴甲酚绿（BCG）结合形成蓝绿色化合物。在 630nm 有吸收峰，颜色深浅与清蛋白浓度成正比。与同样处理的清蛋白标准比较，可求得血清中白蛋白含量。反应式如下。

$$\text{血清蛋白} + \text{BCG 试剂} \xrightarrow{pH = 4.2} \text{蓝绿色复合物}（\lambda = 630nm）$$

【实验试剂】

1. 0.5mol/L 琥珀酸贮存液（pH 4.0） 称取 NaOH 10g 和琥珀酸 56g，溶于 800ml 蒸馏水中，用 1mol/L NaOH 溶液调至 pH 4.1±0.05 后，加蒸馏水至 1000ml。置 4℃ 冰箱保存。

2. 10mmol/L BCG 贮存液 称取 BCG（MW720.02）1.75g 溶于 1mol/L NaOH 溶液 5ml 中，加蒸馏水至 250ml。

3. 聚氧化乙烯月桂醚（Brij-35）贮存液 称取 Brij-35 25g 溶于约 80ml 蒸馏水中，加温助溶，冷却后加蒸馏水至 100ml。室温可稳定 1 年。

4. 叠氮钠贮存液 称取叠氮钠 4.0g 溶于蒸馏水中，配至 100ml。

5. BCG 试剂 在 1L 容量瓶内加蒸馏水约 400ml，琥珀酸缓冲贮存液 100ml，准确加入 BCG 贮存液 8.0ml（用少许蒸馏水冲洗吸管壁残存的染料），加叠氮钠贮存液 2.5ml、Brij-35 贮存液 2.5ml，最后加蒸馏水至刻度，混匀。此溶液 pH 应为 4.1±0.05，盛于聚乙烯瓶内，在室温保存可稳定半年。

BCG 试剂另一种配方 称取溴甲酚绿 105mg，加入 0.1mol/L 氢氧化钠 10ml，加少量水，在沸水浴中加热溶解备用。称取枸橼酸 8.86g 和枸橼酸钠 8.49g，溶于 800ml 水中，用 1mol/L 氢氧化钠校准 pH 至 4.2。将两溶液混合，并用水稀释至 1L。加入 300g/L 聚氧化乙烯月桂醚（Brij-35）4ml，混匀。加叠氮钠 100mg，使溶解并混匀。置棕色瓶，盖紧保存于室温。

6. 清蛋白标准应用液（40g/L） 称取人血清蛋白 4g，叠氮钠 50mg，溶于蒸馏水中并加水至 100ml。密封储存于 4℃ 冰箱，可稳定半年。也可用清蛋白已定值的参考血清作标准，或用新鲜人血清作标准。加叠氮钠（500mg/L），置冰箱保存，半年有效。

【操作步骤】

按表 1-2 操作。

表 1-2 BCG 法测定清蛋白操作步骤

加入物（ml）	测定管（U）	标准管（S）	空白管（B）
血清	0.02	—	—
清蛋白标准液（40g/L）	—	0.02	—
蒸馏水	—	—	0.02
BCG 应用液	4.0	4.0	4.0

混匀，室温放置 30s，波长 630nm，用空白管调零，读取各管 A 值。

如标本混浊，可做标本空白（取血清 0.02ml，加入琥珀酸缓冲液 4.0ml，在 630nm 测定 A 值），用测定管吸光度减去空白管吸光度后，再计算结果。

结果计算

$$血清蛋白（g/L）= \frac{测定管吸光度}{标准管吸光度} \times 标准清蛋白浓度（g/L）$$

血清总蛋白（TP）浓度，减去血清蛋白（A）浓度即为球蛋白浓度（globulin，G），并可求得 A/G 比值。血清球蛋白（g/L）= TP - A。

参考区间 血清蛋白（A）40~55g/L，血清球蛋白（G）24~34g/L，A/G > 1。

【临床意义】

血清总蛋白和清蛋白升高或降低的原因大致相同。

1. 血清蛋白浓度升高 各种原因造成血清中水分减少引起血液浓缩。

2. 血清蛋白浓度降低 急性降低常见于严重烧伤和大失血，慢性降低常见于肾病综合征、肝功能受损、肠道疾病及长期患消耗性疾病（如严重结核病、甲亢和恶性肿瘤）等。当清蛋白 < 25g/L 时，由于胶体渗透压下降，可出现水肿。先天性清蛋白缺乏者，血清几乎没有清蛋白，但不出现水肿。

3. A/G 比值 当清蛋白减少和球蛋白升高时，可出现 A/G 比值 < 1.0，这种情况称为 A/G 比例倒置。见于严重肝功能损伤及 M 蛋白血症，如慢性中度以上持续性肝炎、肝硬化、原发性肝癌、多发性骨髓瘤、原发性巨球蛋白血症等。

【注意事项】

1. 标本 严重高脂血症可使结果偏高，需做标本空白校正。

2. 试剂 ①溴甲酚绿（bromocresol green，BCG）和溴甲酚紫（bromocresol purple，BCP）常用的阴离子染料，清蛋白可与此结合，而球蛋白基本不结合，所以常用来测定血清中的清蛋白，并且操作简单、灵敏度高，重复性好，可实现自动化。BCP 对血清蛋白结合特异性略差，BCG 为最常用。BCG 是一种 pH 指示剂，变色域为 pH 3.8~5.4，在 pH 3.8 由黄色→蓝绿色，在 pH 5.4 蓝绿色→黄色。因此控制反应液的 pH 是本法测定的关键。②Brij-35 也可用其他表面活性剂代替，如吐温-20 或吐温-80，使终浓度为 2ml/L。灵敏度和线性范围不变。③BCG 缓冲液也可用柠檬酸盐或乳酸盐缓冲液。但用琥珀酸盐缓冲液制备校准曲线通过原点，线性好，灵敏度高，为首选配方。

3. 方法 BCG 试剂与清蛋白的反应是即刻反应，与其他血清蛋白是迟缓反应。血清加 BCG 试剂后 10~30s 显色为清蛋白，10min 后约增高 7%~12%，60min 后约增高 11%~17%。引起增高的干扰物主要为急性时相反应蛋白，如铜蓝蛋白、C-反应蛋白、结合珠蛋白、α_1-酸性糖蛋白、α_1-抗胰蛋白酶等。故 BCG 与血清混合后，在 30s 读取吸光度，可明显减少其他蛋白质的干扰。

【思考题】

1. 简述溴甲酚绿法测定清蛋白的原理。
2. 临床上计算清蛋白与球蛋白的比值有何意义？
3. 简述血清蛋白测定的临床意义？
4. BCG 测定血清蛋白为什么要设定在 30s 比色？

(李艳 王皓)

实验二 化学法测定无机离子和微量元素

一、邻甲酚酞络合酮法测定血清总钙

正常人体内平均钙含量约 1~1.25kg，其中骨组织分布约占 99%，其余分布于体液及其他组织中。

【实验目的】

掌握邻甲酚酞络合酮比色法测定血清总钙的原理。熟悉邻甲酚酞络合酮比色法测定血清总钙的操作方法、注意事项。了解邻甲酚酞络合酮比色法测定血清钙方法学评价。

【实验背景】

测定血钙的方法很多，分为总钙测定和离子钙测定。总钙测定法包括核素稀释质谱法、原子吸收光谱法（AAS）、分光光度法和络合滴定法等。AAS 是常用的血浆总钙含量测定的参考方法，但费用昂贵，不适于常规分析；分光光度法中以邻甲酚酞络合酮法（OCPC）和甲基麝香草酚蓝比色法（MTB）最为常用。

【实验原理】

邻甲酚酞络合酮（o-cresolphthalein complexone，OCPC）是一种金属络合指示剂，也是酸碱指示剂。在强碱溶液（pH 11.0）中，钙与 OCPC 作用生成紫红色络合物，在 575nm 处有特征吸收，用 8-羟基喹啉掩蔽镁离子的干扰，与同样处理的钙标准液比较即可测出血钙含量。反应式如下：

$$C_{12}H_{18}As_2N_4O_{14}S_{12} + Ca^{2+} \xrightarrow{pH\ 11.0} 紫红色络合物$$

【实验试剂】

1. OCPC 显色剂 称取 8-羟基喹啉 0.5g，置烧杯中，加浓盐酸 5ml，使其溶解并转入 500ml 容量瓶中，再加入邻甲酚酞络合酮 25mg，待完全溶解后，加 Triton-100 1ml，混匀，然后加入去离子水至刻度，置聚乙烯塑料瓶内保存。

2. 1mol/L AMP 碱性缓冲液 称取 2-氨基-2-甲基-1-丙醇（2-amino-2-methyl-1-propanol，AMP）89.14g，置 1L 容量瓶中，加去离子水 500ml 溶解，待完全溶解后加水至刻度，置聚乙烯塑料瓶中室温保存。

3. 显色应用液 应用时等量混合上述两液。

4. 钙标准液（2.5mmol/L） 精确称取经 110℃ 干燥 12h 的碳酸钙 250mg，置 1L 容量瓶中，加稀盐酸（1 份浓盐酸加 9 份去离子水）7ml 溶解后，加去离子水约 900ml，然后用 500g/L 醋酸铵溶液调 pH 至 7.0，最后加去离子水至刻度，混匀。

【操作步骤】

按表 2-1 步骤操作。

表2-1 邻甲酚酞络合酮法测定血清总钙

加入物（ml）	空白管	标准管	测定管
血清	—	—	0.05
钙标准液	—	0.05	—
去离子水	0.05	—	—
显色应用液	4.00	4.00	4.00

混匀，室温放置10min，575nm比色，空白管调零，读取各管吸光度。

结果计算　血清钙（mmol/L）= $\dfrac{测定管吸光度}{标准管吸光度} \times 2.5$

参考区间　成年人：2.03~2.54mmol/L（8.11~10.15mg/dl）；
　　　　　儿　童：2.25~2.67mmol/L（8.98~10.78mg/dl）。

【临床意义】

1. 血清钙增高　常见于甲状旁腺功能亢进、维生素D过多症、多发性骨髓瘤、肿瘤的广泛转移、阿狄森（Addison）病、结节病等。

2. 血清钙降低　可引起神经肌肉应激性增强而使手足搐搦。主要见于甲状旁腺功能减退、佝偻病与软骨病、吸收不良性低血钙、慢性肾炎尿毒症等。

【注意事项】

1. 标本　标本最好用血清或肝素抗凝的血浆，不能用钙螯合剂（如EDTA-Na_2）及草酸盐抗凝的标本。血清陈旧、溶血、严重黄疸及重度乳糜血等均可使检测结果出现偏差。

2. 试剂　配制试剂最好用高质量的去离子水或重蒸馏水，并用塑料瓶盛装。OCPC在酸性及中性溶液中无色，在碱性溶液中显紫色，其颜色受pH影响明显，故测定时应维持pH恒定。在pH 10.5~12.0，反应敏感性最好，所以常选用pH 11为宜。

3. 方法　OCPC试剂灵敏度极高，所用器皿应避免钙的污染，测定时最好用一次性使用的塑料管。如果条件不允许而用玻璃器皿时，一定要经稀盐酸泡洗，再用去离子水洗净后方可使用。镁离子也可与OCPC反应生成紫红色络合物，加入的8-羟基喹啉可以络合镁离子，以防止镁离子对测定结果的干扰。

【思考题】

1. 邻甲酚酞络合酮法测定血清总钙的原理是什么？其中8-羟基喹啉起什么作用？
2. 简述血清总钙测定的临床意义。
3. 为什么要用去离子水或重蒸馏水配制试剂？

二、还原钼蓝法测定血清磷

【实验目的】

掌握还原钼蓝法测定血清磷的原理。熟悉血清磷测定的临床意义及还原钼蓝法测定血清磷的方法学评价。了解还原钼蓝法测定血清磷的注意事项。

【实验背景】

血清磷测定即测定血清中无机磷的含量，包括$H_2PO_4^-$和HPO_4^{2-}，这两种阴离子在不同pH环境中可以快速相互转换，因此不能确切地说出无机磷酸盐的分子量。目前实验室主要应用磷钼酸还原法、磷钼酸紫外法和酶法三类方法。其中以米吐尔和硫酸亚铁作还原剂的测定法是我国卫生计生委临床检验中心的推荐方法，磷钼酸紫外法是目前临床实验室采用较多的方法。

【实验原理】

在酸性条件下，使用聚山梨酯-80消除蛋白质的干扰，血清磷与钼酸铵反应生成磷钼酸复合物，后者在米吐尔（对甲氨基酚硫酸盐）作用下还原生成钼蓝，与同样处理的磷标准液比较，即可求得血磷的含量。反应式如下：

$$(NH_4)_2MoO_4 + H_2SO_4 \longrightarrow H_2MoO_4（钼酸）+ (NH_4)_2SO_4$$

$$12H_2MoO_4 + H_3PO_4 \longrightarrow H_3PO_4 \cdot 12MoO_3（磷钼酸）+ 12H_2O$$

$$H_3PO_4 \cdot 12MoO_3 + 米吐尔（还原剂）\longrightarrow MoO_5 + Mo_2O_3（钼蓝）$$

【实验试剂】

1. 钼酸铵溶液 在去离子水50ml中加浓硫酸3.3ml，再加钼酸铵0.2g，溶解后加Tween-80 0.5ml，用去离子水定容至100ml。

2. 米吐尔溶液 称取对甲氨基硫酸盐2g，溶于去离子水80ml中，加无水硫酸钠5g，用去离子稀释至100ml。

3. 显色液 取钼酸铵液10ml，米吐尔液1.1ml混合即可使用。

4. 磷标准贮存液（3.22mmol/L） 称取无水磷酸二氢钾4.39g，用去离子水溶解后移入1L容量瓶中，并定容至刻度，再加入氯仿2ml防腐；置4℃冰箱贮存。

5. 磷标准应用液（1.29mmol/L） 取磷标准贮存液4ml，加入100ml容量瓶中。以去离子水稀释至刻度，再加入氯仿1ml防腐，置4℃冰箱中保存。

【操作步骤】

按表2-2操作。

表2-2 还原钼蓝法测定血清磷

加入物（ml）	空白管（B）	标准管（S）	测定管（U）
血清	—	—	0.1
磷标准液	—	0.1	—
去离子水	0.1	—	—
显色液	4.0	4.0	4.0

混匀，37℃10min，650nm，以空白管调零，读取各管吸光度值。

结果计算　血清磷（mmol/L）= $\dfrac{\text{测定管吸光度}}{\text{标准管吸光度}} \times 1.29$

参考区间　成年人：0.96~1.62mmol/L（3~5mg/dl）；

　　　　　儿　童：1.45~2.10mmol/L（4.5~6.5mg/dl）。

【临床意义】

1. 血清无机磷升高 常见于甲状旁腺功能减退、慢性肾功能不全、维生素D中毒、多发性骨髓瘤、淋巴瘤、白血病及骨折愈合期等。

2. 血清无机磷降低 可因小肠磷吸收减低、肾排磷增加、磷向细胞内转移等原因引起。临床见于原发性或继发性甲状旁腺功能亢进、维生素D缺乏、肾小管病变等。

【注意事项】

1. 标本 因枸橼酸钠、EDTA和草酸盐作抗凝剂会干扰磷钼酸复合物的形成，以致不易显色，因此宜采用血清或肝素抗凝血浆。血清或血浆应于采血后1h内及时分离，以免血细胞内磷酸酯水解而使血磷增加；溶血、脂血和黄疸标本可产生干扰，需做标本空白对照。标本应避免溶血。

2. 方法　试剂瓶及实验所用试管必须清洁，没有磷的污染。

【思考题】

1. 还原钼蓝法测定血清磷的原理是什么？其中聚山梨酯-80起什么作用？
2. 简述血清总磷测定的临床意义。
3. 为什么标本不能用枸橼酸钠、EDTA和草酸盐抗凝？

三、甲基麝香草酚蓝法测定血清镁

【实验目的】

掌握甲基麝香草酚蓝比色法测定镁离子的原理和方法。熟悉甲基麝香草酚蓝比色法测定镁离子的方法学评价。了解甲基麝香草酚蓝比色法测定镁离子的临床意义。

【实验背景】

镁是人体内含量占第四位的金属元素，全身含镁量约25g左右，其中约50%以磷酸盐、碳酸盐及氟化物的形式存在于骨骼中，45%在细胞内液，细胞外液仅占5%，其中血清镁仅占总体镁的1%。镁测定的参考方法是原子吸收分光光度法，国内多数实验室仍采用金属显色染料直接显色和比色分析，其中甲基麝香草酚蓝和钙镁试剂广泛应用于镁的自动化分析或手工操作。

【实验原理】

甲基麝香草酚蓝（methylthymol blue，MTB）是一种酸碱指示剂和金属络合剂，在碱性溶液中能与血清镁络合生成蓝紫色的复合物，颜色的深浅与镁的浓度成正比，与同样处理的标准液比较，即可求得镁的含量。由于甲基麝香草酚蓝还可与钙络合，故需要加入特殊的钙螯合剂EGTA［乙二醇-双-（β-氨基乙醚）N，N，N′，N′-四乙酸（ethylene glycol-bisβ-aminoethylether）-N，N，N′，N′-tetra acetic acid］以消除钙的干扰。

【实验试剂】

1. 碱性缓冲液　称取无水亚硫酸钠2g，叠氮钠100mg，甘氨酸750mg和EGTA 90mg于小烧杯中，加1mol/L氢氧化钠溶液23ml，使其溶解后，转入100ml容量瓶中，加去离子水至刻度。

2. 显色剂　精确取MTB（AR）20mg和聚乙烯吡咯烷酮（PVP）0.6g于烧杯中，加1mol/L盐酸溶液10ml，使其溶解后转入100ml容量瓶中，加去离子水至刻度，混匀，置棕色瓶中保存。

3. 显色应用液　临用前将上述1和2液等量混合即可。

4. 1mmol/L镁标准液　精确称取硫酸镁（$MgSO_4 \cdot 7H_2O$）246.48mg于1L容量瓶中，加去离子水约50ml溶解。再精确称取经110℃干燥12h的碳酸钙250mg于小烧杯中，加去离子水40ml及1mol/L盐酸6ml，加温至60℃，使其溶解，冷却后转入上述容量瓶中，再加入叠氮钠1g，然后用去离子水加至刻度，混匀。贮存于塑料瓶中可长期保存。此溶液含镁1mmol/L（2.43mg/dl），钙2.5mmol/L（10mg/dl）。

【操作步骤】

按表2-3操作。

表 2-3 甲基麝香草酚蓝法测定血清镁

加入物（ml）	空白管	标准管	测定管
血清	—	—	0.05
镁标准液	—	0.05	—
去离子水	0.05	—	—
显色剂	3.0	3.0	3.0

混匀，室温放置 5min，600nm，以空白管调零，读取各管吸光度值。

结果计算　血清镁（mmol/L）= $\dfrac{测定管吸光度}{标准管吸光度} \times 1$

参考区间　成年人：0.67~1.04mmol/L（1.64~2.52mg/dl）。

【临床意义】

1. 血镁增高　可出现镁中毒症状，如深部腱反射消失、肌肉瘫痪、心动过缓、房室传导阻滞等，常见于：①肾功能不全，特别是少尿、无尿期。②镁剂治疗过量。③甲状腺功能低下、Addison 病、多发性骨髓瘤、严重脱水等。

2. 低血镁　较为常见，且常伴有电解质紊乱。血镁降低可见于：①镁摄入不足、尿排镁量过多。②甲状旁腺功能亢进、醛固酮增多症、糖尿病酸中毒等。

【注意事项】

1. 标本　因红细胞内含镁量为血浆的 3 倍，故标本应避免溶血；不能采用枸橼酸盐、草酸盐、EDTA-Na_2 等能与镁结合的抗凝剂的血浆。

2. 试剂　EGTA 是一种金属络合剂，在碱性条件下对钙的络合能力明显高于镁，镁标准液中含有 2.5mmol/L 钙离子可以防止 EGTA 对镁离子的络合，但过高浓度却可络合镁，故 EGTA 称量必须准确。

3. 方法　所用器材要防止镁的污染，试管应经稀盐酸处理及去离子水清洗、干燥。

【思考题】

1. 甲基麝香草酚蓝法测定血清镁的原理是什么？其中 EGTA 起什么作用？
2. 简述血清镁测定的临床意义。
3. 为什么标本不能用枸橼酸钠、EDTA 和草酸盐抗凝？

四、亚铁嗪显色法测定血清铁和总铁结合力

【实验目的】

掌握亚铁嗪显色法测定血清铁和总铁结合力的原理。熟悉血清铁和总铁结合力测定的临床意义。了解亚铁嗪显色法测定血清铁和总铁结合力的注意事项。

【实验背景】

铁是人体必需的微量元素。70kg 体重的人体中铁的总量约为 3270mg，占体重的 0.047‰。其中 67.58% 分布于血红蛋白，骨髓和肌红蛋白中各存在 2.59% 和 4.15%，贮存铁约占 25.37%。主要通过肾脏、粪便和汗腺排泄。血清中铁的总量很低，测定时需先使 Fe^{3+} 与运铁蛋白分离。测定方法中，原子吸收法仪器设备复杂，费用昂贵，很少被实验室用来做血清铁的常规分析方法，目前仍然选用比色法作为血清铁测定的常规方法。

【实验原理】

血清中的铁与转铁蛋白结合成复合物,在酸性介质中铁从复合物中解离出来,被还原剂还原成二价铁,再与亚铁嗪直接作用生成紫红色复合物,与同样处理的铁标准液比较,即可求得血清铁含量。

总铁结合力(TIBC)是指血清中转铁蛋白与铁结合的总量,实际反映转铁蛋白的水平。将过量铁标准液加到血清中,使之与未带铁的转铁蛋白结合,多余的铁被轻质碳酸镁粉除去,然后测定血清中总铁含量,即为总铁结合力。反应式如下:

$$TRF - Fe \xrightarrow{H^+} Fe^{2+}$$

$$Fe^{2+} + C_{20}H_{13}N_4NaS_2 \xrightarrow{H^+} 紫红色复合物$$

【实验试剂】

1. 0.4mol/L 甘氨酸/盐酸缓冲液(pH 2.8) 0.4mol/L 甘氨酸溶液 58ml,0.4mol/L 盐酸溶液 42ml 和 Triton X-100 3ml 混合后加入无水亚硫酸钠 800mg,使溶解。

2. 亚铁嗪显色剂 称取亚铁嗪[3-(2-吡啶基)-5,6-双(4-苯磺酸)-1,2,4-三嗪;ferrozine] 0.6g 溶于去离子水 100ml 中。

3. 1.79mmol/L 铁标准贮存液 精确称取优级纯硫酸高铁铵 [$FeNH_4(SO_4)_2 \cdot 12H_2O$] 0.8635g,置于 1L 容量瓶中,加入去离子水约 50ml,逐滴加入浓硫酸 5ml,溶解后用去离子水定容至刻度,混匀。置棕色瓶中可长期保存。

4. 35.8μmol/L 铁标准应用液 吸取铁标准贮存液 2ml,加入去离子水约 50ml 及浓硫酸 0.5ml,再用去离子水稀释至刻度,混匀。

5. 179μmol/L TIBC 铁标准液 准确吸取铁标准贮存液 10ml,加入去离子水约 50ml 及浓硫酸 0.5ml,再用去离子水稀释至刻度,混匀。

6. 轻质碳酸镁粉

【操作步骤】

1. 血清铁测定 取 3 支试管,标明空白管、标准管和测定管,按表 2-4 操作。

表 2-4 亚铁嗪比色法测定血清铁

加入物(ml)	空白管	标准管	测定管
血清	—	—	0.45
35.8μmol/L 铁标准应用液	—	0.45	—
去离子水	0.45	—	—
甘氨酸-盐酸缓冲液	1.2	1.2	1.2
混匀,于波长 562nm,以空白管调零,读取测定管吸光度("血清空白")			
亚铁嗪显色剂	0.5	0.5	0.5

混匀,室温放置 15min 或 37℃ 10min,再次读取各管吸光度。

2. 血清总铁结合力测定 在试管中加入血清 0.45ml,179μmol/L TIBC 铁标准液 0.25ml 及去离子水 0.2ml,充分混匀后,放置室温 10min,加入碳酸镁粉末 20mg,在 10min 内振摇数次,3000r/min 离心 10min,取上清液(代替血清)与血清铁测定同样操作,具体操作见表 2-5。

表2-5 亚铁嗪比色法测定血清总铁结合力

加入物（ml）	空白管	标准管	测定管
上清液	—	—	0.45
35.8μmmol/L铁标准应用液	—	0.45	—
去离子水	0.45	—	—
甘氨酸-盐酸缓冲液	1.2	1.2	1.2
混匀，于波长562nm，以空白管调零，读取测定管吸光度（"血清空白"）			
亚铁嗪显色剂	0.5	0.5	0.5

混匀，室温放置15min或37℃ 10min，再次读取各管吸光度。

结果计算

$$血清铁（\mu mol/L）= \frac{测定管吸光度 - （血清空白管吸光度 \times 0.97）}{标准管吸光度} \times 35.8$$

$$血清铁（\mu g/dl）= \mu mol/L \div 0.179$$

$$血清总铁结合力（\mu mol/L）= \frac{测定管吸光度 - （血清空白管吸光度 \times 0.97）}{标准管吸光度} \times 71.6$$

因两次测定吸光度时溶液体积不同，故应将血清空白吸光度乘以0.97校正。

参考区间

(1) 血清铁：成年男性：11~30μmol/L（600~1700μg/L），成年女性：9~27μmol/L（500~1500μg/L）。

(2) 血清总铁结合力：成年男性：50~77μmol/L（2800~4300μg/L），成年女性：9~27μmol/L（3000~4300μg/L）。

【临床意义】

1. 血清铁减低 ①体内总铁不足，如营养不良、铁摄入不足或胃肠道病变、缺铁性贫血。②铁丢失增加，如泌尿道、生殖道、胃肠道的慢性长期失血。③铁的需要量增加，如妊娠及婴儿生长期、感染、尿毒症、恶病质等疾病。

2. 血清铁增高 见于血色沉着症（含铁血黄素沉着症）；溶血性贫血从红细胞释放铁增加；肝坏死贮存铁从肝脏放出；铅中毒、再生障碍性贫血、血红素合成障碍等。

3. 血清总铁结合力降低 见于遗传性转铁蛋白缺乏症，转铁蛋白合成不足；肾病、尿毒症转铁蛋白丢失；肝硬化、血色沉着症贮存铁蛋白缺乏。

4. 血清总铁结合力增高 见于各种缺铁性贫血，转铁蛋白合成增强；肝细胞坏死等贮存铁蛋白从单核吞噬系统释放入血液增加。

【注意事项】

1. 标本 溶血标本对测定有影响，因此应避免溶血。

2. 试剂 标准液呈色可稳定24h，血清在30min内呈色稳定，此后颜色会慢慢增加，大约每小时吸光度增加0.002，因此，应在1h内比色完毕；血清铁还存在生理变异，表现为早高晚低；计算式中的0.97为体积校正值（0.165/0.170）。

3. 方法 所用试剂要求纯度高，含铁量极微，实验用水必须经过去离子水处理，玻璃器皿必须用10%盐酸浸泡24h，取出后再用去离子水冲洗后方可使用，避免与铁器接触，以防止污染。

【思考题】

1. 亚铁嗪显色法测定血清铁和总铁结合力的原理是什么？其中轻质碳酸镁粉起什么作用？
2. 简述血清铁和总铁结合力测定的临床意义。
3. 实验用水有哪些要求？

（王国庆）

实验三　化学法测定胆红素

一、改良 J - G 法测定血清总胆红素与结合胆红素

【实验目的】

掌握改良 J - G 法测定血清总胆红素与结合胆红素的基本原理和操作过程。熟悉应用此法在检测血清总胆红素与结合胆红素的反应过程的区别。了解自动化检测血清总胆红素与结合胆红素方法的原理和操作步骤。

【实验背景】

血清总胆红素（TB）由未结合胆红素（Bu）、结合胆红素（Bc）及 δ - 胆红素（Bδ）组分组成。临床检测的参考方法为 NCCLS 推荐改良 J - G 法，但自动化分析受限。钒酸氧化法适用于自动分析测定总胆红素和结合胆红素。

【实验原理】

血清中 Bc 可直接与重氮试剂反应，产生偶氮胆红素；Bu 须有加速剂咖啡因 - 苯甲酸钠 - 醋酸钠的作用，其分子内氢键破坏后才能与重氮试剂反应，也产生偶氮胆红素。本法重氮反应在 pH 6.5，最后加入碱性酒石酸钠使紫色偶氮胆红素（吸收峰 530nm）转变成蓝色偶氮胆红素，在 600nm 波长比色，使检测灵敏度提高。

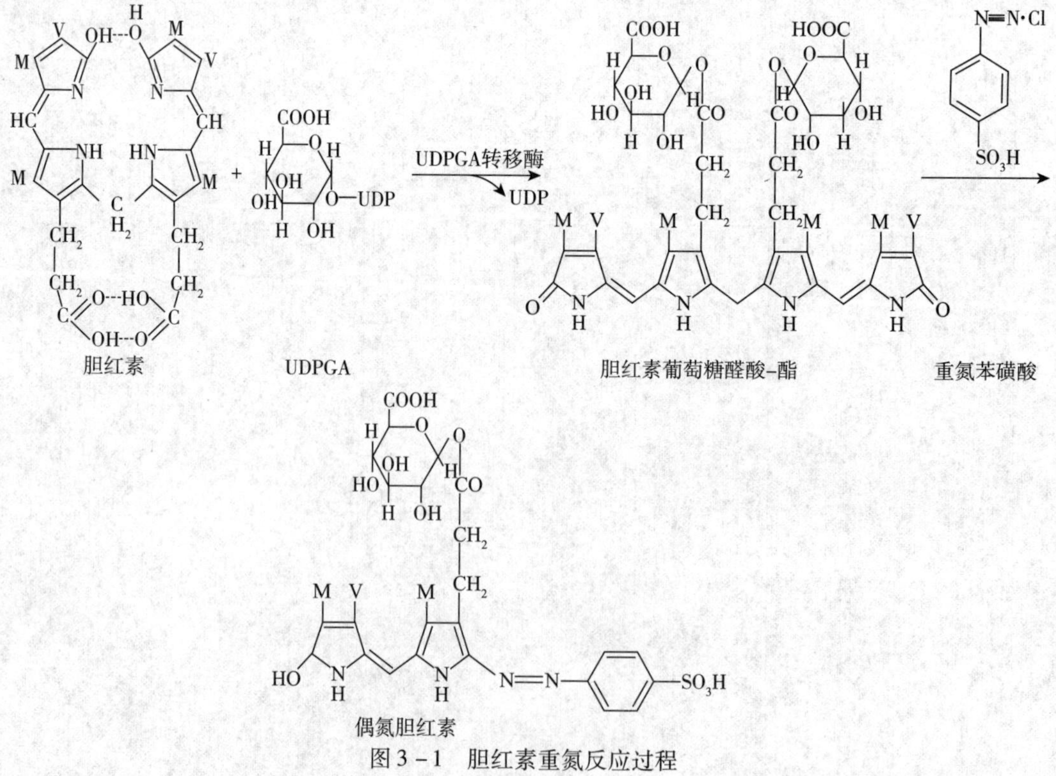

图 3 - 1　胆红素重氮反应过程

【实验试剂】

1. 咖啡因-苯甲酸钠试剂 称取无水醋酸钠41.0g,苯甲酸钠38.0g,乙二胺四乙酸二钠(EDTA-Na_2)0.5g,溶于约500ml去离子水中,再加入咖啡因25.0g,搅拌使溶解(加入咖啡因后不能加热溶解),用去离子水补足至1L,混匀。滤纸过滤,置棕色瓶,室温保存。

2. 碱性酒石酸钠溶液 称取氢氧化钠75.5g,酒石酸钠($Na_2C_4H_4O_6 \cdot 2H_2O$)263.0g,用去离子水溶解并补足至1L,混匀。置塑料瓶中,室温保存。

3. 72.5mmol/L亚硝酸钠溶液 称取亚硝酸钠5.0g,用去离子水溶解并定容至100ml,混匀,置棕色瓶,冰箱保存,稳定期不少于3个月。作10倍稀释成72.5mmol/L,冰箱保存,稳定期不少于2周。

4. 28.9mmol/L对氨基苯磺酸溶液 称取对氨基苯磺酸($NH_2C_6H_4SO_3H \cdot H_2O$)5.0g,溶于800ml去离子水,加入浓盐酸15ml,用去离子水补足至1L。

5. 重氮试剂 临用前取上述亚硝酸钠溶液0.5ml和对氨基苯硝酸溶液20ml混匀即成。

6. 5.0g/L叠氮钠溶液

7. 胆红素标准液

(1)目前一般用游离(非结合)胆红素配制标准液,此标准品须用含蛋白的溶剂配制,常用人混合血清,对此血清的要求如下:

收集无溶血、无黄疸、无脂浊的新鲜血清,混合,必要时可用滤菌器过滤。取过滤后的血清1ml,加入新鲜0.154mmol/L NaCl溶液24ml,混匀。在414nm波长,1cm光径,以0.154mmol/L NaCl溶液调零点,其吸光度应小于0.100;在460nm的吸光度小于0.04。

(2)配制标准液的胆红素须符合下列标准:纯胆红素的氯仿溶液,在25℃条件下,光径(1.000±0.001)cm,波长453nm,摩尔吸光系数应在60 700±1 600范围内;改良J-G法偶氮胆红素的摩尔吸光系数应在74 380±866范围内。

(3)胆红素标准贮存液(171μmol/L):准确称取符合要求的胆红素10mg,加入二甲亚砜1ml,用玻璃棒搅拌,使成混悬液。加入0.05mol/L碳酸钠溶液2ml,使胆红素完全溶解后,移入100ml容量瓶中,以稀释用血清洗涤数次并入容量瓶中,缓慢加入0.1mol/L盐酸2ml,边加边摇(勿用力摇动,以免产生气泡)。最后以稀释用血清定容。配制过程中应尽量避光,贮存容器用黑纸包裹,置4℃冰箱3天内有效,但要求配后尽快作校正曲线。

【操作步骤】

1. 样品的测定 按表3-1改良J-G法操作步骤操作。

表3-1 改良J-G法操作步骤

加入物(ml)	总胆红素管	结合胆红素管	对照管
血清	0.2	0.2	0.2
咖啡因苯甲酸钠试剂	1.6	—	1.6
对氨基苯磺酸溶液	—	—	0.4
重氮试剂	0.4	0.4	—
每加一种试剂后立即混匀,加重氮试剂后室温放置10min,Bc管置37℃ 1min			
叠氮钠溶液		0.05	
咖啡因苯甲酸钠试剂		1.55	—
碱性酒石酸钠溶液	1.2	1.2	1.2

混匀后,波长600nm,对照管调零,读取吸光度,在标准曲线上查出相应的胆红素浓度。

2. 校正曲线制作 按表3-2稀释胆红素贮存液。

表3-2 系列胆红素标准液的配制

加入物（ml）	管 号				
	1	2	3	4	5
胆红素标准贮存液	0.4	0.8	1.2	1.6	2.0
稀释用血清	1.6	1.2	0.8	0.4	—
相当于胆红素浓度（μmol/L）	34.2	68.4	103	137	171

混匀（不可产生气泡），按总胆红素测定法操作。每一浓度做3个平行管，并分别做标准对照管，用各自的标准对照管调零，读取标准管的吸光度。

配制标准液用的溶剂血清中尚有少量胆红素，同样测定吸光度值。每个标准管的吸光度值均应减去此吸光度，然后与相应胆红素浓度绘制标准曲线。

参考区间

血清总胆红素：5.1~19μmol/L（0.3~1.1mg/dl）

血清结合胆红素：1.7~6.81μmol/L（0.1~0.4mg/dl）

【临床意义】

1. 血清总胆红素测定的意义

（1）有无黄疸及黄疸程度的鉴别。

（2）肝细胞损害程度和预后的判断：胆红素浓度明显升高反映有严重的肝细胞损害。但某些疾病如胆汁淤积型肝炎时，尽管肝细胞受累较轻，血清胆红素却可升高。

（3）新生儿溶血症：血清胆红素有助于了解疾病严重程度。

（4）再生障碍性贫血及数种继发性贫血（主要见于癌或慢性肾炎引起）：血清总胆红素减少。

2. 血清不同类型的胆红素水平常用于鉴别溶血性、肝细胞性、阻塞性黄疸

见表3-3。

表3-3 溶血性、肝细胞性、阻塞性黄疸的鉴别

黄疸类型	溶血性黄疸	肝细胞性黄疸	阻塞性黄疸
血清总胆红素（μmol/L）	<85	17~1190	不全梗阻 170~255
			完全梗阻 340~510
结合胆红素（μmol/L）	正常	增加	高度增加
未结合胆红素（μmol/L）	高度增加	增加	增加
Bc/TB（%）	<20	40~60	>60

【注意事项】

1. 胆红素对光敏感，标准液及标本均应尽量避光保存，防止胆红素的光氧化。胆红素对光的敏感度与温度有关，血标本应避光置冰箱保存。标本冰箱保存可稳定3天，-70℃暗处保存，稳定3个月。

2. 轻度溶血对本法无影响，但严重溶血时可使测定结果偏低。其原因是血红蛋白与重氮试剂反应形成的产物可破坏偶氮胆红素，还可被亚硝酸氧化为高铁血红蛋白而干扰吸光度测定。血脂及脂溶色素对测定有干扰，应尽量取空腹血。

3. 叠氮钠能破坏重氮试剂，终止偶氮反应。凡用叠氮钠作防腐剂的质控血清，可引起偶氮

反应不完全，甚至不呈色。

4. **灵敏度和线性范围**：本法摩尔吸光系数为 74380L^{-1}·cm^{-1}·mol^{-1}，当标本中胆红素浓度小于 17.1mol/L 时，其产生的吸光度值小于 0.08（血清用量已达 0.2 ml），而正常血清总胆红素及病理血清结合胆红素值低于 17.1mol/L 时，其检测灵敏度显然不足。线性上限虽可做到 1.7 吸光度，但手工法在胆红素超过 171 μmol/L 时，吸光度已达 0.8，应减量操作。

5. 重氮反应法测定胆红素，也可用甲醇（M－E 法）或二甲亚砜等作加速剂，可做成单一试剂，反应 pH 和显色 pH 都在酸性，560nm 波长比色，易于自动化。但灵敏度比改良 J－G 法略低，M－E 法摩尔吸光系数为 60500 L^{-1}·cm^{-1}·mol^{-1}，Hb 干扰较明显，Hb＞1g/L 时，需用样品空白校正。

二、钒酸氧化法测定血清总胆红素和结合胆红素

【实验原理】

在 pH 3.0 附近，表面活性剂和钒酸作用于血清总胆红素，将其氧化为胆绿素，使胆红素特有的黄色减少，由此测定钒酸作用前后 450nm 吸光度的差值求出血清中总胆红素的浓度。当反应体系中表面活性剂发生改变时，钒酸只与血清中的结合胆红素作用，使之氧化成为胆绿素，同样测定 450nm 吸光度下降值求出血清中结合胆红素的浓度。

【实验试剂】

（一）总胆红素试剂

1. **试剂 A**　pH 2.9，0.1mol/L 枸橼酸盐缓冲液；表面活性剂。
2. **试剂 B**　pH 7.0，10mmol/L 磷酸盐缓冲液；4.0mmol/L 偏钒酸钠。

（二）直接胆红素试剂

1. **试剂 A**　pH 2.9，0.1mol/L 酒石酸盐缓冲液；表面活性剂。
2. **试剂 B**　pH 7.0，10mmol/L 磷酸盐缓冲液；4.0mmol/L 偏钒酸钠。

（三）校准品

总胆红素、直接胆红素浓度。

【操作步骤】

1. **自动分析法**　总胆红素和结合胆红素测定参数相同：标本 10 μl，加入试剂 A 240μl，反应温度 37℃，主波长 450nm，次波长 546nm，5min 时读吸光度 A_1，加入 260μl 试剂 B，反应 5min 后再读吸光度 A_2。

2. **手工法**　可参照自动分析法的条件操作，不设次波长。结果计算按下式进行。

血清总胆红素或结合胆红素（μmol/L）$= \dfrac{Au1 - Au2}{As1 - As2} \times Cs$

【注意事项】

1. 钒酸氧化法溶血有轻度的正干扰。
2. 控制反应体系中的表面活性剂浓度有利于提高抗血红蛋白和脂血的干扰能力。
3. 使用钒酸氧化法偶尔会出现总、直胆红素测定值倒置的现象，可能由于血清中某些特殊成分的存在，还有待研究解决。
4. 钒酸氧化法比重氮法其试剂稳定性更好，配制简单，贮存条件要求低（室温就可），而且操作简单，适宜自动化检测。
5. 本法 5min 反应完全。试剂在 4℃至少 1 年内稳定。

【思考题】

1. 如何进行胆红素纯度鉴定？
2. 胆红素标本为何要进行避光保存？
3. 对稀释用的混合血清有什么具体要求？
4. 钒酸氧化法测定血清总胆红素和结合胆红素体系中酸碱的作用是什么？

（刘雪平）

实验四　乙酰丙酮显色法测定血清三酰甘油

【实验目的】

掌握乙酰丙酮显色法测定血清三酰甘油的基本原理和主要操作流程。熟悉乙酰丙酮显色法的干扰因素。

【实验背景】

血清三酰甘油/甘油三酯（TG）主要存在于 VLDL 和 CM 中，也是冠心病的独立危险因素。检测方法有酶法（GPO－PAP 法）、去游离甘油（两步酶）法、变色酸显色法（CDC 参考方法），目前临床普遍采用酶法检测。

【实验原理】

血清三酰甘油（triglyceride，TG）经正庚烷－异丙醇抽提，然后用氢氧化钾皂化，所生成的甘油再被过碘酸钠氧化为甲醛，后者在铵离子存在下与乙酰丙酮反应，生成带荧光的黄色物质即 3，5－二乙酰－1，4－二氢二甲基吡啶（Hantzsch 反应），颜色深浅与血清三酰甘油浓度成正比。与同样处理的标准液比较，求得其含量。反应式如下：

$$HCHO + 2CH_3 \cdot CO \cdot CH_2 \cdot CO \cdot CH_3 + NH_3 \xrightarrow{-3H_2O} \text{3,5-二乙酰-1,4-二氢二甲基吡啶}$$

【试剂仪器】

1. 抽提液　正庚烷（AR）和异丙醇（AR）以 4:7（V/V）比例混合均匀。

2. 40mmol/L H_2SO_4 溶液　浓硫酸 2.24ml（根据比重和百分含量而定）加蒸馏水稀释至 1000ml。

3. 皂化剂　称取氢氧化钾 6.0g，溶于蒸馏水 60ml 中，再加异丙醇 40ml，混匀后置棕色瓶中室温保存。

4. 氧化剂　称取过碘酸钠 65mg 溶于约 50ml 蒸馏水中，再加入无水醋酸铵 7.7g，溶解后加冰醋酸 6ml，然后加蒸馏水至 100ml，置棕色瓶中室温保存。

5. 显色剂　取乙酰丙酮 0.4ml 加到异丙醇 100ml 中，混匀后置棕色瓶室温保存。

6. 2.26mmol/L 三油酸甘油酯标准液　准确称取三油酸甘油酯（平均分子量：885.4）200mg，溶于抽提剂，以 100ml 容量瓶定容，分装后置 4℃ 冰箱保存。

【操作步骤】

按表 4-1 操作。

表 4-1 乙酰丙酮显色法测定三酰甘油

加入物 (ml)	空白管	标准管	测定管
血清	—	—	0.2
标准液	—	0.2	—
蒸馏水	0.2	0.2	—
抽提剂	2.5	2.3	2.5
40mmol/L H_2SO_4	0.5	0.5	0.5
边加边摇，使之充分混匀，静置分层后，分别准确吸取上清液于另外3支试管中			
上清液	0.3	0.3	0.3
皂化剂	1.0	1.0	1.0
充分混匀，56℃水浴保温5min			
氧化剂	1.0	1.0	1.0
显色剂	1.0	1.0	1.0

加试剂后充分混匀各管，56℃水浴保温25min，取出冷却，用分光光度计比色，于415nm波长处，以空白管调零，测出各管的吸光度。

结果计算　血清 TG (mmol/L) = $\dfrac{测定管吸光度}{标准管吸光度} \times 2.26$

正常人 TG 水平受饮食影响较大，成年以后随年龄有上升趋势。TG 水平的个体间差异比总胆固醇（TC）大，呈明显正偏态分布。

我国《血脂异常防治建议》提出的判断标准：TG < 1.70mmol/L（<150mg/dl）为理想范围；TG > 1.70mmol/L（>150mg/dl）为升高。

【临床意义】

1. 血清 TG 增高　见于各种原因所致的高 TG 血症。高 TG 血症有原发性与继发性两类，前者多有遗传因素，其中包括家族性高 TG 血症与家族性混合型高脂血症等。继发性高 TG 血症见于糖尿病、糖原累积病、甲状腺功能减退、肾病综合征、妊娠、口服避孕药、酗酒等。

2. 血清 TG 降低　比较少见，慢性阻塞性肺疾患、脑梗死、甲状腺功能亢进、营养不良和消化吸收不良综合征等可引起血清 TG 的降低。

【注意事项】

1. 吸取上层液时要注意，不可吸到下层，否则易浑浊。

2. 血清 TG 易受饮食的影响，进食脂肪后，血清中 TG 明显上升，2~4h 内即可出现血清混浊，8h 以后接近空腹水平。因此，做血清 TG 测定者，要求空腹 12h 后再进行采血，并要求 72h 内不饮酒，否则会使检测结果偏高。

3. 加样后要立即比色，因显色后吸光度随时间延长会有一定量的增高。当标本过多时，可置冰箱中逐管进行比色。

4. 本方法所用试剂较稳定，室温下可保存半年，分装使用可避免因试剂污染而引起的空白值升高。

5. 每一批测定都应该同时做标准对照。因皂化、氧化及显色的时间和温度对吸光度均会有影响。

6. TG 在 12.93mmol/L 以下时，线性关系良好，如超出此线性范围或血清明显混浊，可用生理盐水作倍比稀释后再测。

7. 以血浆作标本时，应注意抗凝剂的影响。通常使用 EDTA·K_2（1mg/ml）作抗凝剂。

8. 取血后应及时分离血清（或血浆），以免红细胞膜磷脂在磷脂酶的作用下产生游离甘油（free glycerol，FG），或者抗凝剂存在时红细胞内水溢出而稀释血浆降低 TG 值。分离血浆前，标本最好放于冰水中，并尽快分离，避免 TG 自发水解出现误差。

【思考题】

1. 乙酰丙酮显色法测定血清三酰甘油的基本原理是什么？皂化剂起什么作用？
2. 简述血清三酰甘油测定的临床意义。
3. 试评价化学法和酶法测定血清三酰甘油的优缺点。

（刘雪平）

实验五　化学法测定血清肌酐

肌酐是肌肉和脑组织磷酸肌酸的能量代谢产物，或肌酸直接脱水生成；由肾脏清除，肾小管几乎不重吸收。血清肌酐用于肾小球滤过功能的评价，是反映肾小球滤过率（GFR）的较好指标。

一、苦味酸连续监测法测定血清肌酐

【实验目的】
掌握苦味酸连续监测法的原理及方法。熟悉血清肌酐测定的检测影响因素及注意事项。

【实验背景】
血清肌酐的测定方法主要有三大类：化学法、酶法和高效液相色谱法。化学法大多数是根据1886年Jaffe建立的碱性苦味酸显色反应（Jaffe反应），除肌酐外还有许多化合物，如蛋白质、葡萄糖、抗坏血酸、丙酮、乙酰乙酸、丙酮酸、胍和头孢菌类抗生素等也能与碱性苦味酸发生Jaffe反应，这些能对肌酐测定造成干扰的非肌酐物质通常称为假肌酐。化学法包括去蛋白苦味酸终点法和苦味酸速率法。酶学方法主要有3种类型肌酐氨基水解酶（creatinine amidohydrolase，即肌酐酶法 creatininase）法：肌酐酶－肌酸激酶－丙酮酸激酶－乳酸脱氢酶－NADH反应体系；肌氨酸氧化酶（sareosine oxidase）法：肌酐酶－肌酸酶－肌氨酸氧化酶－过氧化物酶反应体系。③肌酐亚氨基水解酶（creatinine iminohydrolase，即肌酐脱氨酶 creatinine deaminaase）法：肌酐亚氨基水解酶－N－甲基乙内酰脲酰氨基水解酶－N－氨基甲酰胺肌氨酸酰氨基水解酶－肌氨酸氧化酶－过氧化物酶反应体系。酶学方法虽然成本较高，但特异性好，结果准确，适用于各种自动分析仪，亦可用于干化学方法或电化学方法。高效液相色谱法特异性高，准确性好，一般作为参考方法。目前，碱性苦味酸比色法和肌氨酸氧化酶法是临床实验室测定血清肌酐的常规方法。

苦味酸连续监测法测定肌酐分为两点速率法和多点速率法，多点速率法只能在半/全自动生化分析仪上进行。

【实验原理】
肌酐（creatinine，CRE）在碱性条件下与苦味酸发生Jaffe反应，生成橙红色的苦味酸肌酐复合物，在500～520nm测定吸光度，其颜色深浅与肌酐含量呈线性关系。

苦味酸　　　　　　　　肌酐　　　　　　　　　　　苦味酸肌酐

【实验试剂】
多用液体双试剂盒，试剂成分与浓度见表5-1。

实验五 化学法测定血清肌酐

表 5-1 苦味酸法测定肌酐的试剂组成

组成成分		浓度
试剂1	苦味酸溶液	0.04mol/L
试剂2	氢氧化钠	0.32mol/L（pH 8.0）
	肌酐校准液	100μmol/L（也可用定值的参考血清作校准物）

试剂的保存和使用详见试剂盒说明书。

【操作步骤】

1. 苦味酸两点速率法测定肌酐 在实验前可根据用量将 R1 和 R2 等比例混合配制成应用液，取试管3支，标明测定、校准和空白管，然后按表5-2进行操作。

表 5-2 苦味酸两点法测定肌酐操作步骤

加入物（ml）	测定管（T）	校准管（C）	空白管（B）
试剂应用液	2.0	2.0	2.0
校准液或参考血清	—	0.2	—
血清（浆）或稀释尿液	0.2	—	—
蒸馏水	—	—	0.2

以上各管充分混匀，37℃恒温，在510nm，空白管调零，准确20s后读取测定管和校准管吸光度 A_{1T} 和 A_{1C}，准确过40s后读取测定管和校准管吸光度 A_{2T} 和 A_{2C}。

结果计算

两点速率法：肌酐（μmol/L）$= \dfrac{[A_{2T} - A_{1T}]}{[A_{2C} - A_{1C}]} \times$ 校准液浓度

2. 苦味酸多点速率法测定肌酐 在半/全自动生化分析仪按表5-3编程，先用校准液校准，仪器自动存储校准参数，再测定标本。

表 5-3 苦味酸速率法测定肌酐主要参数

程序项目	参数	程序项目	参数
测定模式	速率法	标本用量	30μl
波长	510nm	孵育时间	20s
光径	1cm	间读时间	10s
温度	37℃	读点数	5
R1用量	150μl	校准方式	两点校准
R1用量	150μl	校准液浓度	88.4μmol/L

结果计算 多点速率法：仪器自动计算结果并输出。

参考区间 健康成人血清（浆）：男性：62～115μmol/L，女性：53～97μmol/L。尿液：每24h 男性：7.1～17.7μmol/L，女性：5.3～15.9μmol/L。

【临床意义】

1. 生理影响 血清肌酐水平受年龄、性别、体重、肌肉量影响，50岁后由于肾功能生理性衰退约增加8.84～17.7μmol/L。日内生理性波动约10%，15～19时最高，肾功能评价推荐上午采血。进食肉类食物血浓度改变不大，尿肌酐排泄量增加。溶血对苦味酸法有一定影响，对酶法无影响。

2. 血清肌酐增高 ①GFR降低或肾血流量减少：急性肾小球肾炎、慢性肾炎代偿期、急性

(慢性)肾功能不全;充血性心力衰竭、休克、灼伤、各种原因的失水。②肌肉量增大:肢端肥大症、巨人症、健美运动员、同化激素使用。

3. 血清肌酐降低 ①肾脏清除增多:见于尿崩症、妊娠。②产生减少:肌肉萎缩、肌营养不良、蛋白质热能营养不良、恶病质、甲状腺功能亢进症、肝功能障碍(合成减少)。

【注意事项】

1. 标本 ①新鲜(浆)尿液或24h尿液标本。血清(浆)室温(20~25℃)放置可稳定24h,在2~10℃可稳定1周,-20℃可稳定4个月,避免反复冻融,融化标本测定时,将标本恢复至室内温度(20~25℃)后再进行测定。尿液标本最好尽快测定。②溶血的影响:大量的假肌酐存在于红细胞中,故测定血液肌酐时用血清或血浆为好,避免溶血发生。③胆红素的影响:能使结果偏低,甚至出现负值。因为胆红素在510nm处也有较强光吸收,并且在氢氧化钠的作用下逐渐转化为620nm处有强光吸收的胆绿素,掩盖了肌酐本身的显色反应,导致测定结果偏低。一般在苦味酸试剂中都加入了高铁氰化钾,把胆红素氧化成胆绿素,来减少其干扰。④脂血的影响:甘油三酯浓度>22.6mmol/L时会影响检测结果。⑤尿肌酐因含量高,一般先用蒸馏水稀释100倍后再测定,假肌酐的干扰可以忽略。

2. 试剂 ①质量差的苦味酸空白试剂吸光度偏高,影响测定结果的准确度。苦味酸有毒,切勿吞服或接触皮肤,如不慎接触,应立即用大量水冲洗。②氢氧化钠浓度偏高,假肌酐显色增加,结果偏高;氢氧化钠浓度偏低,与肌酐显色减少,结果偏低。因此试剂严格保持恒温及密封,防止氢氧化钠在空气中被酸化降低浓度。

3. 方法 ①Jaffe反应并非仅对肌酐特异,假肌酐有两类:一类为快速反应假肌酐物质,在样品与碱性苦味酸混合后迅速出现反应并在20s内完成,生成肌酐的有色化合物,测定时设置20s延迟期,可以排除此类干扰。另一类为慢速反应假肌酐物质,80~100s才开始反应。这样,在20~80s内以肌酐与苦味酸的呈色反应占主导地位,所以选择20~80s内连续监测法或两点法可以很好地排除干扰。②温度对呈色反应速度影响较大,校准管与测定管的温度必须保持一致。

二、去蛋白终点法测定血清肌酐

【实验目的】

掌握去蛋白终点法测定血清肌酐的原理及方法。熟悉血清肌酐测定的检测影响因素及注意事项。

【实验试剂】

1. 0.04mol/L 苦味酸溶液(R1) 苦味酸(AR)9.3g,溶于500ml 80℃蒸馏水中,冷却至室温,加蒸馏水至1L。

2. 0.75mol/L 氢氧化钠溶液(R2) 氢氧化钠(AR)30g,加蒸馏水使其溶解,冷却后用蒸馏水稀释至1L。

3. 5mmol/L 钨酸溶液(去蛋白液) ①100ml蒸馏水中,加入1g聚乙烯醇,加热助溶(不要煮沸),冷却。②300ml蒸馏水中,加入11.1g钨酸钠,使完全溶解。③300ml蒸馏水中,慢慢加入2.1ml浓硫酸,冷却。

于1L容量瓶中,将①液加入②液中,再与③液混匀,再加蒸馏水至刻度,置室温中保存,至少稳定1年。

4. 132.6μmol/L 肌酐标准液 临用前用蒸馏水1:10稀释。

【操作步骤】

在试管中加入0.5ml血清(浆)和4.5ml钨酸溶液,充分混匀3000r/min离心10min,取上清液按表5-4测定，尿液标本先用蒸馏水作200倍稀释。

表5-4 苦味酸两点法测定肌酐操作步骤

加入物（ml）	测定管（T）	校准管（C）	空白管（B）
R1	1.0	1.0	1.0
R2	1.0	1.0	1.0
稀释的标准液	—	3.0	—
去蛋白滤液或稀释尿液	3.0	—	—
蒸馏水	—	—	3.0

以上各管充分混匀，在室温放置15min后，在510nm波长以空白管调零，分别读取测定管和校准管吸光度AT和AC。

结果计算　肌酐 $\mu mol/L = \dfrac{[AT]}{[AC]} \times$ 校准液浓度

【思考题】

1. 什么叫假肌酐？如何在测定中消除假肌酐？
2. 肌酐测定有哪些方法，各自优缺点是什么？
3. 血液和尿液肌酐参考区间各是多少？

（毛达勇）

实验六 离子交换层析法测定糖化血红蛋白

【实验目的】

掌握离子交换层析测定糖化血红蛋白的原理、方法与注意事项；掌握糖化血红蛋白的组成和临床应用。

【实验背景】

成人血红蛋白由血红蛋白 A（HbA，$\alpha_2\beta_2$，约占 97%）、血红蛋白 A_2（HbA_2，$\alpha_2\delta_2$，约占 2.5%）、血红蛋白 F（HbF，$\alpha_2\gamma_2$，约占 0.5%）所组成。对 HbA 进行色谱分析发现了糖基化的亚组分：HbA_1（HbA_{1a1}、HbA_{1a2}、HbA_{1b}、HbA_{1c}）和快速血红蛋白 HbA_0，将这两者统称为糖化血红蛋白（glycohemoglubin，GHb）。HbA_1 各亚组分 β 链末端缬氨酸残基分别与 1,6 二磷酸果糖、6-磷酸葡萄糖、丙酮酸、葡萄糖缩合而成，β 链末端缬氨酸残基以外的糖基化称为快速血红蛋白 HbA_0，在糖化血红蛋白 HbA_1 中主要成分是 HbA_{1c}，约占 80%。

糖化血红蛋白（严格应为 HbA_{1c}）作为糖尿病诊断与疗效监测的金标准。目前常用的检测手段分为两大类：基于 GHb 与 Hb 的电荷差异的阳离子交换层析法、电泳法等；另一类是基于 Hb 上糖化基团的结构特征差异的亲和层析法、免疫比浊法、离子捕获法、酶法等。不同方法原理不同、所测组分差异以及变异血红蛋白干扰程度不同，导致各类方法结果有较大的差异。变异血红蛋白包括：血红蛋白 H（HbH），β4，四个相同 β 链组成的四聚体血红蛋白；血红蛋白 C（HbC），β 链中 Lys 被 Glu 取代的血红蛋白；血红蛋白 S（HbS），镰刀状细胞红蛋白等。

IFCC 建立了以高效液相-电喷雾电离质谱（HPLC-ESL/MS）或高效液相-毛细管电泳（HPLC-C/UV）测定 HbA_{1c} 为参考方法。目前临床使用的糖化血红蛋白自动分析仪多采用离子交换柱高效液相色谱法。

【实验原理】

血红蛋白（Hb）各组分等电点不同，与葡萄糖结合后在弱酸性条件下所带电荷性质和数量存在差异；在 pH 6.0~6.6 时，Hb 均带正电荷，而 GHb 带负电荷数增加，带负电荷数依次为 $HbA_{1a} > HbA_{1b} > HbA_{1c}$，与树脂亲和力不同；采用阳离子交换树脂进行离子交换层析，不同 pH 和离子强度的洗脱液可将 HbA_{1a}、HbA_{1b}、HbA_{1c} 分别洗脱，在 415nm 监测 GHb 洗脱过程，计算 HbA_{1c} 的含量。

【试剂仪器】

1. 试剂

（1）20mmol/L EDTA-Na_2（pH 7.0）：称取 EDTA-Na_2·$2H_2O$ 3.7224g，加入蒸馏水约 450ml 溶解，用 1mol/L NaOH 调整 pH 至 7.0，用蒸馏水补足至 500ml。

（2）0.2mol/L NaH_2PO_4：称取 NaH_2PO_4·$2H_2O$ 156.01g，加入蒸馏水约 450ml 溶解，用蒸馏水补足至 500ml。

（3）0.2mol/L Na_2HPO_4：称取 Na_2HPO_4·$12H_2O$ 35.814g，加入蒸馏水约 450ml 溶解，用蒸馏水补足至 500 ml。

（4）0.2mol/L PBS（pH 6.4）：取适量 0.2mol/L NaH_2PO_4，用 0.2mol/L Na_2HPO_4 调整 pH 至 6.4。

（5）0.2mol/L PBS（pH 6.6）：取适量 0.2mol/L NaH_2PO_4，用 0.2mol/L Na_2HPO_4 调整 pH 至 6.6。

（6）试剂 A（pH 6.6，20mmol/L PBS，20mmol/L NaCl，5mmol/L KCl）：称取 NaCl 1.1688g、KCl 10.3728 g 和 NaN_3 0.2 g，取 100 ml 0.2mol/L PBS（pH 6.6），共同加入约 800 ml 蒸馏水中，用 1mol/L HCl 调整 pH 至 6.6，蒸馏水补足至 1 L；用 0.45μm 滤膜超滤，加盖保存备用。

（7）试剂 B（pH 6.4，20mmol/L PBS，300mmol/L NaCl）：称取 NaCl 17.532g，取 100ml 0.2mol/L PBS（pH 6.4），加入约 800ml 蒸馏水中，用 1mol/L HCl 调整 pH 至 6.4，蒸馏水补足至 1L；用 0.45μm 滤膜超滤，加盖保存备用。

2. 仪器与耗材 HPLC 分析仪、Bio-Rex 70 阳离子交换树脂柱（200～400 目，钠型）、微量注射器。

【操作步骤】

1. 开机 按照 HPLC 分析仪操作说明书或 SOP 文件进行。

2. 血红蛋白液的制备 抗凝全血室温 1000g×10min 离心去血浆，红细胞加入约 5 倍体积生理盐水，轻轻颠倒混匀，1000g×10min 离心去上清，重复洗涤 2 次；再加入约 5 倍体积生理盐水于 37℃孵育 4 h，1000g×10min 离心去上清；红细胞加 4 倍体积的 20mmol/L EDTA-Na_2（pH 7.0），剧烈振荡 5min 后离心（3000g，5min，4℃），吸取上层即为血红蛋白液。

3. 进样分析 用试剂 A 平衡 1h，流速 1ml/min。等待色谱柱、系统平衡，基线稳定，开始进样分析。加样血红蛋白液每次均为 5μl。

4. 设置梯度 根据实验条件设置 HPLC 梯度，如 0～5min 为 100% 试剂 A，6～12min 为 60% 试剂 A+40% 试剂 B，12～18min 为 100% 试剂 B。标本检测完成后用试剂 A 平衡 10min 后即可检测下一个标本。检测时温度 22～25 ℃。

5. 后处理 冲洗色谱柱，关闭整个装置。

参考区间 HbA_{1c}：4%～6.1%。

【临床意义】

1. GHb 是红细胞中的血红蛋白与血中糖类物质（主要是葡萄糖）缓慢、连续的非酶促反应产物，一旦形成稳定的 GHb 则不再解离。在红细胞生存的 120 天内，其合成速率与红细胞所处环境中糖的浓度成正比。因此，GHb 可反映测定前较长时间（约 8～12 周）血糖的平均水平，不受血糖暂时波动的影响。

2. HbA_{1c} 在临床上作为糖尿病患者诊断和血糖控制效果的指标；我国的糖尿病指南建议糖尿病患者 HbA_{1c} 控制在 6.5% 以下。当 $HbA_{1c} \leqslant 7\%$ 时，认为血糖控制比较理想；当 $HbA_{1c} \geqslant 8\%$ 时则需加强血糖控制；糖尿病控制不佳时，GHb 可高达正常值 2 倍以上。

3. 蛋白质的非酶促糖基化作用可导致糖尿病患者一系列病理生理变化，是糖尿病各种并发症的重要基础。GHb 在监测糖尿病微小血管并发症、慢性并发症的发生和发展中均具有重要意义。

4. 用于糖尿病高血糖和应激性高血糖的鉴别诊断，前者水平多增高，后者则正常。

5. HbA_{1c} 降低多见于溶血或失血性贫血等红细胞半衰期缩短的疾病，以及慢性持续性低血糖症等。

【注意事项】

1. 标本 置室温超过 24h 可使结果偏高，贮 4℃冰箱可稳定 4～7 天。GHb 不能与 HbF、

HbH 及 Hb Bart 分开，可引起正干扰，有上述 Hb 异常增高者不宜用此法。

2. 试剂　抗凝剂 EDTA 和氟化物不影响实验结果，肝素可使结果增高。

3. 方法　离子交换树脂 HPLC 法测定 HbA_{1c} 具有准确、重复性好、自动化操作较简单等优点，但层析结果受温度、缓冲液离子强度和 pH 的影响，层析时温度一般控制在 22℃左右。

4. 不稳定的 GHb 的影响　GHb 中的碳水化合物部分由醛亚胺键连接者称为不稳定的 GHb，由酮亚胺键连接者称为稳定的 GHb，前者对血糖的急性改变敏感，后者不受血糖短期波动的影响。这两种 GHb 所带电荷类似，不能用层析技术分离，致使 GHb 作为长期血糖控制的指标受到影响，应采用一定的方法将不稳定的 GHb 除去，如在 pH < 5 的条件下，不稳定的 GHb 全部分解，且不影响其他 Hb 的层析性质。

【思考题】

1. 试述离子交换层析测定糖化血红蛋白原理和其他组分的干扰。
2. HbA_{1c} 的临床意义有哪些？

（徐瑞龙）

实验七　免疫化学法测定生化代谢物

【实验目的】

掌握免疫比浊法测定血清 ApoⅠ/ApoB100、CRP 的原理与影响因素。熟悉 ApoAⅠ/ApoB100、CRP 的临床应用。

【实验背景】

特定蛋白的测定方法包括免疫扩散法、免疫火箭电泳法、放射免疫分析法、酶联免疫吸附法、化学发光免疫技术及免疫浊度法等。免疫浊度法是利用可溶性抗原与抗体在液相载体中特异性结合，形成抗原 – 抗体复合物颗粒，使反应液出现浊度。当特定波长光线通过时可形成光的吸收、散射，测量透射光或散射光信号强弱，即可计算出被测物的量。

免疫浊度法包括透射免疫浊度法和散射免疫浊度法两大类。生化分析仪基本采用透射免疫浊度法的原理。为了提高检测灵敏度，在试剂抗体上交联一定大小的胶乳颗粒，形成抗原 – 抗体 – 胶乳复合物颗粒，使浊度增加，称为胶乳增强免疫浊度法。适用于检测含量较低的抗原，如 C 反应蛋白（C – reactive protein，CRP）的胶乳增强免疫浊度法，也称为 hs – CRP。

特定蛋白分析仪（散射比浊仪）是采用散射免疫浊度法的原理，一般检测 5°~90° 角的散射光的强度，包括终点法与速率法。

中华医学会检验分会推荐免疫浊度法作为临床实验室测定 ApoAⅠ、ApoB100、CRP 定量测定的常规方法。

一、免疫透射比浊法测定血清载脂蛋白 AⅠ和 B100

【实验原理】

血清中载脂蛋白 AⅠ（apolipoprotein AⅠ, ApoAⅠ）或载脂蛋白 B100（apolipoprotein B100, ApoB100）与试剂中特异性的抗 ApoAⅠ或抗 ApoB100 结合，在适当条件下形成细小颗粒状的抗原抗体复合物，该复合物可均匀分散在溶液介质中并形成浊度。浊度在一定范围内与血清中 ApoAⅠ或 ApoB100 的含量成正比。当特定波长入射光通过这一溶液介质时，被吸收的量与混浊颗粒的量成正比。

【试剂仪器】

1. Apo 缓冲液　pH 7.4 的 10mmol/L PBS 缓冲液，内含 0.15mol/L NaCl、40g/L PEG – 6000 及表面活性剂适量（Tween – 20），用 G5 玻芯漏斗抽滤后使用。本试剂的吸光度 $A_{340} < 0.05$，2~6℃冰箱中保存，有效期达 6 个月。

2. 抗血清应用液　用羊或兔抗人 ApoAⅠ或 ApoB100 抗血清，选择合适的抗血清效价（如抗 ApoAⅠ为 1∶16，抗 ApoB100 为 1∶32）。临用前取抗血清 200μl，加 0.9% NaCl 溶液 700μl，混匀待用，4℃可放置 1 周。

3. 参考血清　购买符合国际标准的定值血清，–20℃以下保存，至少可稳定 6 个月，解冻后注意彻底混匀后应用。

4. 仪器 分光光度计或自动生化分析仪。

【操作步骤】

1. 配制 Apo 抗体液 临用前按 ApoA I 抗血清（或 ApoB100 抗血清）：Apo 缓冲液为 1:9 的比例混合成单一试剂。

2. 校准曲线的制备 根据免疫比浊法原理，吸光度与浓度之间一般是 3 次方程曲线关系，应取多点制作校准曲线。以 5 点定标为例，校准曲线制备方法如下：

（1）校准液制备：取参考血清，用 0.9% NaCl 溶液倍比稀释成 5 个不同浓度，第 1 管为原参考血清浓度，其他 4 管进行倍比稀释，即分别是 1:2、1:4、1:8、1:16，共 5 种不同浓度。

（2）测定：与标本同样操作，测定出各校准管的吸光度值。

（3）绘制校准曲线：以合适的数学模型如 Logit - Log 拟合成校准曲线。或以吸光度值与相应浓度的对数为坐标作图，制备校准曲线。

3. 手工测定 操作步骤见表 7 - 1。

表 7 - 1 免疫透射比浊法测定血清 ApoA I、ApoB100

	空白管	标准管	测定管
血清（μl）	—	—	5
参考血清（μl）	—	5	—
Apo 缓冲液（μl）	5	—	—
Apo 抗体液（μl）	1000	1000	1000

混匀，37℃保温 10min，波长 340nm，空白管调零，测定各管吸光度，可计算或根据校准曲线查得结果。

4. 自动生化分析仪测定 根据分析仪的说明书设置参数。

结果计算 样本的吸光度值在校准曲线上查得结果。或根据 $y = ax^3 + bx^2 + cx + d$ 的三次方程进行曲线拟合得到曲线拟合方程，通过此方程和样品的吸光度值可计算出实验结果。

参考区间 ApoA I：1.00 ~ 1.50g/L。ApoB100：0.50 ~ 1.10g/L。ApoA I/ApoB100：1.0 ~ 2.0。

【临床意义】

1. 血清 ApoA I 主要存在于 HDL 中，HDL - C 是反映 HDL 颗粒携带胆固醇的量及代谢状态，与 HDL - C 共同反映 HDL 的水平；ApoA I 降低是冠心病的危险因素。HDL 是由一系列大小和组成都不均一的亚类组成，病理状态下 HDL 亚类大小与组成发生变化，故 ApoA I 和 HDL - C 的变化不完全一致，二者不能互相代替，临床上同时检测更有价值。

2. ApoB100 主要存在于 LDL 中，也存在于非 HDL 颗粒［VLDL、IDL、LP（a）］，与 LDL - C 呈显著正相关；ApoB100 增高是冠心病的危险因素。当血清 LDL - C 升高时，血清 ApoB100 也升高，甚至还未出现高胆固醇血症时 ApoB100 已升高。但在病理状态下 ApoB100 和 LDL - C 变化也不完全一致，二者亦不能相互代替。

3. ApoA I/ApoB100 临床上常将 ApoA I/ApoB100 < 1.0 作为冠心病的危险指标。

【注意事项】

1. 免疫比浊法的干扰主要来自血清 标本中大分子物质（如脂蛋白、内源性免疫复合物和聚合的免疫球蛋白等）有光散射。自动分析中采用的二点法可自动去除空白，手工单一试剂法应设标本空白管，尤其是高 TG 血症标本或标本用量较大时，干扰更明显。尘埃颗粒、比色皿划痕等也存在干扰。

2. 保存 标本应空腹采集并及时分离血清,及时测定;也可于2~6℃冰箱中保存,于一周内测定,-20℃以下可保存6个月。

3. 抗原和抗体的比例 合适的抗原和抗体比例是免疫比浊法的关键因素,带现象将导致测定结果的严重偏离。

4. 校准物 为了减少基质效应的影响,应用定值人血清作校准物。

5. 试剂成分作用 Apo缓冲液中的PEG和表面活性剂有助于抗原位点的暴露,使其能充分地与特异性抗体发生反应,表面活性剂还可减轻血清空白浊度。

6. 定标 ApoⅠ与ApoB100的终点比浊法测定,宜选用多点定标,按曲线回归方程计算结果;且每一批号的抗血清均应做一次多点定标,以保证测量结果的准确。

【思考题】

1. 免疫透射比浊法的原理及注意事项。
2. ApoⅠ与ApoB100实验室检测的临床意义有哪些?

二、免疫化学法测定C反应蛋白

【实验原理】

血清中C反应蛋白(CRP)与试剂中抗人CRP抗体相结合,形成抗原-抗体复合物,在波长340nm处测定抗原-抗体复合物浊度。根据吸光度变化,即可检测血清中CRP的含量。

【试剂仪器】

1. 试剂配制

(1)试剂Ⅰ:①100mmol/L Tris缓冲液(pH 7.5)。②聚乙二醇。③0.95g/L叠氮钠。

(2)试剂Ⅱ:①100mmol/L Tris缓冲液(pH 8.0)。②羊抗人CRP抗血清。③0.95g/L叠氮钠。

(3)标准品:为冻干人血清。

2. 自动生化分析仪

【操作步骤】

按表7-2操作。

表7-2 免疫透射比浊法测定C反应蛋白操作步骤

	B	U
血清标本(μl)	—	15
生理盐水(μl)	15	—
R1(μl)	250	250
混合,37℃ 5min,在波长340nm,生理盐水调零,读各管吸光度(A_{1B}, A_{1U})		
R2(μl)	50	50
混合,37℃ 5min,在波长340nm,生理盐水调零,读各管吸光度(A_{2B}, A_{2U})		

结果计算 $\Delta A_U = \left(A_{2U} - \dfrac{265}{315}A_{1U}\right) - \left(A_{2B} - \dfrac{265}{315}A_{1B}\right)$

式中265/315是进行体积校正参数,265为加入试剂Ⅱ前体积,315为加入试剂Ⅱ后体积。按照试剂配套标准品使用要求,用5个不同水平的标准液,以生理盐水为空白,经校准测定,仪器自动对标准品响应量通过合适的数学模型如Logit-Log,拟合成校准曲线。校准仪器后,仪器直接报告检测结果。

参考区间　血清CRP参考区间与年龄、生理状态有关。

新生儿≤0.6mg/L；出生后1周至1个月婴儿≤1.6mg/L；孕妇≤47mg/L；成人和儿童为0.068～8.2mg/L。

【临床意义】

1. CRP　是机体对炎性刺激或组织损伤发生时的一种急性时相反应蛋白。且比其他急性时相反应物质出现更早、更显著，因而有助于早期诊断。

2. 血清CRP升高　各种细菌感染（急性化脓性炎症、肺炎、心内膜炎、尿路感染等）、风湿热、传染性单核细胞性增多症、组织损伤（心肌梗死、外伤、烧伤等）、恶性肿瘤、肉芽肿、霍奇金淋巴瘤、肾移植排异反应等疾病。

3. 鉴别诊断　CRP测定在鉴别有明显的炎症或组织损伤的疾病、无炎症或炎症极轻的疾病、细菌性或病毒性炎症时很有价值。

4. 动态观察评估病情及疗效　CRP逐步升高说明病情发展，由高变低说明病情趋于稳定，也是评价风湿热等疾病病情活动性的最佳参数之一。

5. 器官移植排异反应的监测　排异反应时血清CRP水平持续升高。

【注意事项】

1. 标本　使用新鲜血清，并尽可能快地检测。

2. 试剂　不同厂家、不同批号的试剂不能混用；试剂不能冷冻保存。

3. 可报告范围　根据试剂说明书设定病人结果可报告范围，常设为2～250mg/L。如标本测定值超过上限时，应将样品用生理盐水稀释，重新测定。

4. 参考区间　CRP参考区间随测定方法、试剂不同而异，请参照不同试剂盒说明书。

5. 前带现象

【思考题】

1. 试述血清CRP测定的临床应用？
2. 血清CRP测定的注意事项有哪些？

（徐瑞龙）

实验八 电化学法测定生化代谢物

一、离子选择性电极法测定血清电解质

【实验目的】

掌握离子选择电极法（ion selective electrode，ISE）测定血清钠、钾、氯、钙离子的原理和临床意义。熟悉电解质分析仪的使用方法和日常维护。了解电解质分析仪的基本结构。

【实验背景】

Na^+、K^+是人体内的主要电解质，对体液交换、维持渗透压、酸碱平衡和细胞生理功能具有重要意义。Na^+是细胞外液中的主要阳离子，含量最高，占阳离子总量的90%以上，平均浓度为140mmol/L；K^+次之，平均浓度为4.5mmol/L。肾脏是Na^+、K^+代谢调节的主要器官，具有"保钠排钾"作用；当无钠摄入时，肾脏减少排钠甚至不排；而对钾则是"多入多出、少入少出、不入也出"。Cl^-是细胞外液中的主要阴离子，分布于血清（浆）、尿液、汗液、脑脊液。体内具有生理功能的钙是游离钙，亦称离子钙（iCa或Ca^{2+}）。当血浆pH为7.4时，Ca^{2+}约占总钙的50%；在酸碱失衡、外科大手术、新生儿低钙血症时，离子钙比总钙更能有效指导临床诊断与治疗。

血清（浆）Na^+、K^+的测定方法有原子吸收分光光度法、火焰光度法、ISE法、分光光度法和酶法。Cl^-的测定方法有硝酸汞滴定法、硫氰酸汞比色法、库仑电量分析法（推荐参考方法）、ISE法（使用最广方法）、同位素稀释质谱法（决定性方法）和酶法。总钙的测定方法有滴定法、比色法、火焰光度法、原子吸收分光光度法，ISE法是离子钙测定的常用方法。

【实验原理】

ISE法是以测定电池的电位为基础的定量分析方法。电解质分析仪将Na^+、K^+、Cl^-、Ca^{2+}、pH等测量电极组装在一起，与参比电极（银/氯化银）相连接，置于待测的电解质溶液中，形成测量电池（图8-1）。测量电池的电位随标本中Na^+、K^+、Cl^-、Ca^{2+}、H^+浓度的改变而变化，电位的变化与离子浓度的对数符合能斯特（Nernst）方程。

$$E = E^{\ominus} + \frac{2.303RT}{nF} \log a_x \times f_x$$

式中：E，离子选择性电极在测量溶液中的电位；$E^{\ominus}$，离子选择性电极的标准电极电位；R，气体常数（8.314J/K·mol）；n，待测离子的电荷数；T，绝对温度（237 + t℃）；F，法拉第常数（96.487C/mol）；a_x，待测离子的浓度；f_x，待测离子浓度系数。

【试剂器材】

1. 试剂 商品化的配套试剂，包括高、低浓度斜率液，去蛋白液，电极活化液。高、低浓度斜率液除用NaCl溶液、KCl溶液外，还要加入一定量的CH_3COONa或NaH_2PO_3和Na_2HPO_4溶液，调节特定pH模拟血清的离子浓度。

2. 质控血清 冻干质控血清，瓶间CV<1%。

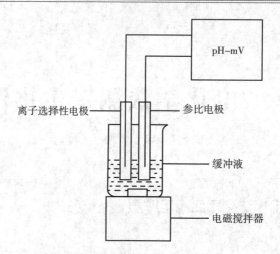

图 8-1 离子选择性电极检测系统

3. 电解质分析仪 按要求进行安装、调试和维护。

【操作步骤】

不同的电解质分析仪，操作方法不同，应严格按仪器说明书进行操作。一般程序为：①开启仪器或激活仪器操作软件，清洗管道。②用高、低浓度斜率液进行两点定标。③间接电位法的待测标本由仪器自动稀释后进行测定，直接电位法的待测标本直接吸入电极管道测定。④测定结果由微处理机处理后打印。⑤清洗电极和管道。⑥关机或进入待机状态（可随时检测临床标本）。

结果计算

1. 血清 Na^+、K^+、Cl^-、Ca^{2+} 浓度由仪器自动完成。

2. 24h 尿液 Na^+、K^+、Cl^-、Ca^{2+} 排泄量计算公式：

钠/钾/氯/钙（mmol）＝测定结果（mmol/L）×稀释倍数×24h 尿量（L）

参考区间

1. Na^+：血清 136～145mmol/L，尿液每 24h 130～260mmol/L。

2. K^+：血清 3.5～5.5mmol/L，尿液每 24h 25～100mmol/L。

3. Cl^-：血清 96～108mmol/L，脑脊液每 24h 120～132mmol/L；
每 24h 尿液 170～250mmol/L，汗液 0～35mmol/L。

4. Ca^{2+}：成人血清 1.12～1.34mmol/L，儿童比成人高约 0.05mmol/L。

【注意事项】

1. 标本

（1）血液：①血液凝固时血小板破裂可释放少量 K^+，因此血浆或全血标本 K^+ 浓度比血清低 0.2～0.5mmol/L，报告时必须注明标本类型。②红细胞内 K^+ 浓度远远高于血清，轻微溶血（500mg Hb/L）可引起 K^+ 浓度升高 3%，因此测定血清 K^+ 的标本不能溶血。③标本应室温保存，避免冷冻，否则 Na^+-K^+-ATP 酶不能维持内外平衡，而造成细胞内 K^+ 外流，使 K^+ 测定结果假性增高。白细胞升高的标本，即使在室温放置也会引起血 K^+ 降低。④脂血标本应高速离心分离后用 ISE 方法检测。⑤取血后应迅速分离和测定，不要超过 1h，否则标本 pH 发生变化，而且血中 HCO_3^- 与红细胞内 Cl^- 发生转移导致结果假性增高。⑥钙离子测定最好采用血清，也可用肝素抗凝的全血，但每毫升血液中肝素浓度应小于 50U，不能使用草酸盐、枸橼酸盐、EDTA 等做抗凝剂。

（2）尿液：应先离心去除尿液中细胞、结晶等，再取1份尿液上清加9份稀释液混匀后测定。

2. 电解质分析仪　①一般24h开机。②钾电极是对K^+具有选择性响应的缬氨霉素液膜电极，寿命有限，注意定期更换。③钠电极多采用硅酸铝玻璃电极膜制成，使用期相对较长。④每天工作结束后，必须清洗电极和管道，以防蛋白质沉积，并定期用含蛋白水解酶的去蛋白液浸泡管道、按厂家规定程序对仪器进行维护保养。⑤检测时避免标本有气泡，造成结果不稳定或出现误差，若出现气泡则应重复测一次。⑥仪器安装平稳，避免震动、阳光直射和潮湿。

3. 测定方法　ISE法分为直接法和间接法，现多采用直接法。直接电位法是指标本或校准液不经稀释直接进行电位分析，因为ISE只对水相中的解离离子选择性地产生电位，故不受高蛋白血症和脂血症等影响。间接电位法，采用指定离子强度和指定pH值的稀释液对标本和校准液作比例稀释，再进行测量，检测结果受标本中脂类和蛋白质的影响。严重的高血脂和高蛋白血症的血清标本，用间接电位法测定会得到假性低钠、低钾结果。

【临床意义】

1. 血清钠

（1）增高：常见于①肾上腺皮质功能亢进（如Cushing综合征、原发性醛固酮增多症）。②严重脱水。③中枢性尿崩症。④心力衰竭、肝硬化时钠潴留。

（2）降低：常见于①稀释性低钠血症：肾病综合征的低蛋白血症、肝硬化腹水、右心衰时有效血容量下降等引起抗利尿激素增多，血钠被稀释。②消耗性低钠血症：胃肠道失钠，如呕吐、腹泻、幽门梗阻、胃肠道、胆道、胰腺术后造瘘及引流等。③尿钠排出增多（严重肾盂肾炎、肾小管严重损害、肾上腺皮质功能不全、糖尿病及服用利尿剂等）。④大量排汗时皮肤失钠，大面积烧伤、创伤时体液及钠从伤口大量丢失。

2. 血清钾

（1）增高：常见于肾上腺皮质功能减退、急性或慢性肾功能衰竭、组织挤压伤、休克、重度溶血及口服或注射含钾液过多等。

（2）降低：常见于严重呕吐、腹泻、肾上腺皮质功能亢进、服用利尿剂及胰岛素等；家族性周期性麻痹在发作时血清钾降低，可低至2.5mmol/L左右，但在发作间歇期血清钾可以正常；大剂量注射青霉素钠盐时肾小管会大量失钾。

3. 氯离子

（1）血清：①增高：常见于高钠血症、失水大于失盐、氯化物相对浓度增高；高氯血症代谢性酸中毒；注射生理盐水过量等。②降低：常见于氯化钠的异常丢失或摄入减少，如严重呕吐、腹泻使胃液、胰液或胆汁大量丢失，长期限制氯化钠的摄入；阿迪森病；抗利尿激素分泌过多的稀释性低钠、低氯血症。

（2）脑脊液：脑脊液为细胞外液的一部分，低钠血症均伴有脑脊液低氯症。重症结核性脑膜炎时，氯化物浓度明显降低；化脓性脑膜炎时偶见降低；普通型脊髓灰质炎与病毒性脑炎时基本正常。重型中枢神经系统感染时，抗利尿激素分泌增多，因水潴留而发生稀释性低钠、低氯血症，脑脊液氯化物也相应减低。

4. 血清钙

（1）增高：常见于原发性和继发性甲状旁腺功能亢进，恶性肿瘤、多发性骨髓瘤等，维生素D增多症，代谢性酸中毒，服用噻嗪类利尿剂等。

（2）降低：常见于原发性和继发性甲状旁腺功能减退，慢性肾衰竭，急性胰腺炎，肾移植或血液透析患者，维生素D缺乏症，呼吸性或代谢性碱中毒，新生儿低钙血症等。

【思考题】
1. 为什么服用胰岛素会降低血钾？
2. 代谢性酸中毒为什么会出现血清钙离子浓度增高？

二、血液 pH 和气体分析

【实验目的】

掌握血气分析（analysis of blood gas）检测方法的原理、标本要求和临床意义。熟悉血气分析仪的使用方法和日常维护。了解血气分析仪的基本结构。

【实验背景】

血气分析是指通过血气分析仪直接测定血液的酸碱度（pH）、氧分压（PO_2）、二氧化碳分压（PCO_2）三项指标，利用公式推算出其他指标，从而对酸碱平衡及呼吸功能进行评价。检测结果对临床急、重症患者的监护和抢救尤为重要，特别是呼吸系统疾病。

【实验原理】

血气分析仪由电极测量室（标本室）、液气管路系统和电路系统等部分组成。电极测量室的毛细管管壁装有 pH、PCO_2 和 PO_2 三支测量电极和一支 pH 参比电极，见图 8-2。

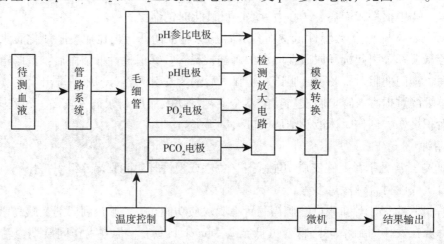

图 8-2 血气分析仪示意图

1. pH 电极 由玻璃电极（指示电极）、饱和甘汞电极或 Ag/AgCl 电极（参比电极）和电极间的液体组成。利用电位法测定标本的 pH，实际是测定标本的氢离子浓度。电位高低与氢离子浓度的负对数成正比，结果表示为 pH 值。

2. PCO_2 电极 它是一种气敏电极，由 pH 玻璃电极、饱和甘汞电极和装有电极液（外缓冲液）的电机套组成的复合电极。电极头部带有 CO_2 透气膜（聚四氟乙烯膜或硅胶膜），可选择性地通过 CO_2 分子，而带电荷的 H^+ 和 HCO_3^- 则不能通过。血液中 CO_2 分子透过膜扩散到电极液改变 pH 而被测定，结果表示为 PCO_2。

3. PO_2 电极 由铂负极、Ag/AgCl 正极及盛有 PO_2 电极缓冲液（含 KCl 的磷酸盐缓冲液）的有机玻璃套组成。玻璃套的顶端覆盖能选择性通过 O_2 分子的聚丙烯膜。在铂丝负极外加 -0.65V 极化的直流电压，标本中的 O_2 透过膜扩散到铂负极表面时被还原，产生的电流与 PO_2 成正比。

在计算机控制下，待测血标本进入电极测量室的毛细管，管路系统停止抽吸。在电极测量室中，四个电极同时感应测量样本，产生 pH、PCO_2 和 PO_2 三项参数的电极电信号，这些电信号分别经放大、模拟数字转换后传输至计算机处理系统，最后显示或打印输出检测结果。

【试剂器材】

1. 试剂 商品化的配套试剂，包括①定标缓冲液：pH 为 7.383 的缓冲液 I 和 pH 为 6.840 的缓冲液 II。②标准气体：由两个压缩气瓶提供定标气，一个含有 5% CO_2 和 20% O_2，另一个含 10% CO_2，不含 O_2。③清洗液：包括冲洗液、清洁液、去蛋白液。

2. 血气分析仪 按要求进行安装、调试和维护。

【操作步骤】

自动化血气分析仪可定时自动定标，一般处于 24h 开机，临床标本可随时上机分析。不同类型的仪器有不同的特点和性能，必须严格按操作规程进行。①激活仪器操作软件。②混匀标本，打开进样器，选择自动或手动进样，注意血液必须无凝块，否则会堵塞管道。③血标本进入电极测量室的毛细管后，四个电极同时感应测量，产生 pH、PCO_2 及 PO_2 三项参数的电极信号。④输入患者和操作者的相关资料以及其他相关检测指标结果。⑤仪器自动计算并打印出结果报告。

参考区间

1. pH 动脉血 pH 7.35~7.45；静脉血 pH 7.32~7.42。

2. 动脉血氧分压 10.0~13.3kPa（75~100mmHg）。

3. 动脉血二氧化碳分压 4.67~6.00kPa（35~45mmHg）。

【注意事项】

1. 标本

（1）动脉血采血：用 2ml 消毒注射器，按无菌要求抽取 0.2ml 肝素（1ml=1000U，用生理盐水配制），来回抽动，使针管内完全湿润后排出多余肝素，注射器内无效腔残留的肝素（0.1ml）即可抗凝 2.0ml 血。皮肤消毒后，取股动脉、肱动脉或桡动脉血 2ml，避免气泡。取血后用小橡皮封针头以隔绝空气，并用双手来回搓动注射器，立即送检。

隔绝空气尤其重要，因空气中的 PO_2 高于动脉血，PCO_2 低于动脉血，气体可从高分压向低分压弥散。血标本若接触空气，可使血液 PO_2、PCO_2 发生变化，导致检测结果失真。

血抽取后立即送检，因离体后的血细胞新陈代谢可使 pH 及 PO_2 下降、PCO_2 上升。如果血标本采集后 30min 内不能检测，须存放于 0~4℃，但不得超过 2h。

（2）毛细血管采血：毛细玻管长 120mm，容量为 100~140μl。毛细玻管应先洗净，再灌肝素液（50U/ml），在 60~70℃ 干燥后即可用。针刺深度以血液自然流出为宜，收集时切忌气泡进入毛细玻管。血装满后，从玻管的一端放入一小铁针，然后以塑料或橡皮泥封住两端，用磁铁在玻管外来回移动，使血液与肝素混匀。在局部循环不好、局部水肿及休克等情况下，所取血液不能代表动脉血。采血部位常为耳垂或手指，婴儿可为足跟、大趾或头皮，先用毛巾热敷或轻轻按摩，使毛细血管血充分动脉化。

（3）患者准备：若病情许可，最好在停止给氧 30min 后采血。患者体温、吸入氧浓度等数据应正确输入，否则对测定结果有影响。

2. 混匀标本 测定前血标本必须充分混匀，尤其是采用全自动血气分析仪测定血红蛋白，血红蛋白的测定误差，会影响剩余碱、氧饱和度、氧含量等结果的准确性。

3. 血气分析仪

（1）缓冲液：保养时需经常更换参比电极内缓冲液（4mol/L KCl）。

（2）pH 电极：因玻璃电极不可随便拆换，如果血液中的蛋白质污染电极而出现反应异常，可用 0.1g/dl 胃蛋白酶盐酸溶液浸泡 30min，再用 pH 7.383 缓冲液冲洗；若经酶处理仍无改善，可检查参比电极,更换 KCl 溶液和参比电极膜。

(3) PCO_2 电极:PCO_2 电极技术性能基本同于 pH 电极,但 PCO_2 电极需装尼龙网、渗透膜以及注入外缓冲液。渗透膜应平整,无皱纹、裂缝和针眼,并保持清洁。渗透膜、尼龙网与敏感玻璃膜紧贴,不能夹有空气,如有气泡可致反应速度变慢,显示不稳定,引起测定误差。

(4) PO_2 电极:PO_2 电极用久后,负极端的磨砂玻璃上沉积的 Ag 或 AgCl,使电极灵敏度下降,此时应在细砂纸上滴数滴 PO_2 电极外缓冲液,擦掉沉积即可。

(5) 参比电极:pH 测量系统的故障多为参比电极所致,参比电极的安装和更换极其重要。饱和 KCl 溶液易产生结晶,参比电极膜及电极套需定期更换,否则影响 pH 测定结果。

(6) 仪器:最好处于 24h 开机状态。如不能 24h 开机,开机后应待仪器预热到 37℃ 1~2h 后再检测,否则会出现明显的漂移现象。

(7) 电极保养:电极需定期使用随机清洁剂清洗,并更换电极缓冲液。

4. 质量控制 定期定时做好仪器质量控制。

【临床意义】

1. 酸碱度(pH) 正常情况下血液 pH 维持在 7.35~7.45 之间,pH > 7.45 为碱血症,pH < 7.35 为酸血症,然而 pH 值正常却不能排除酸碱平衡紊乱,而且 pH 值不能单独用于鉴别代谢性和呼吸性酸碱平衡紊乱。

2. 动脉血氧分压(PaO_2) 动脉血中物理溶解的 O_2 所产生的张力。PaO_2 与血液中氧溶解量成正比,是缺氧的敏感指标。增高:常见于 O_2 治疗过度,升高幅度与所用 O_2 的浓度有关。降低:肺通气和换气功能障碍可导致 PaO_2 下降。PaO_2 降低使脑血流量增加、脑血管扩张,代偿性减轻脑组织缺氧;PaO_2 < 4.00kPa(30mmHg)有生命危险,PaO_2 < 7.31kPa(55mmHg)存在呼吸衰竭。

3. 动脉血二氧化碳分压($PaCO_2$) 以物理形式溶解在动脉血中的 CO_2 产生的张力。$PaCO_2$ 的平均值为 5.32kPa(40mmHg),是评价血气和酸碱平衡紊乱的指标。增高:常见于肺泡通气量降低,$PaCO_2$ > 6.65kPa(50mmHg)时,为高碳酸血症,提示存在原发性或继发性肺通气不足,CO_2 潴留,发生呼吸性酸中毒;在代谢性碱中毒时,$PaCO_2$ 升高提示存在代偿。降低:常见于肺泡通气量升高,$PaCO_2$ < 4.65kPa(35mmHg)时,为低碳酸血症,提示肺通气过度,存在呼吸性碱中毒;在代谢性酸中毒时,$PaCO_2$ 下降提示存在代偿。

【思考题】

1. 如何鉴别单纯代谢性碱中毒和代偿型代谢性碱中毒?
2. 为什么 pH 值不能单独用于鉴别代谢性和呼吸性酸碱平衡紊乱?

(刘松梅)

实验九　电泳法测定血清蛋白质和同工酶

一、醋酸纤维薄膜电泳测定血清蛋白

【实验目的】

掌握醋酸纤维薄膜电泳测定血清蛋白的原理和操作过程。熟悉常见异常电泳图谱的临床意义。

【实验背景】

蛋白质分子既带有羧基（—COOH）、巯基（—SH）等酸性基团，又带有氨基（—NH$_2$）、咪唑基等碱性基团，因此蛋白质是两性电解质，在溶液中可以发生两性电离。当溶液中某物质所有粒子都电离为兼性离子时，该溶液的 pH 值称为该物质的等电点（pI）。当 pH = pI 时，蛋白质全部成为兼性离子，净电荷为零，在电场中不移动；当 pH < pI 时，羧基电离减弱，氨基电离加强，蛋白质带正电荷，在电场中向负极移动；当 pH > pI 时，羧基电离加强，氨基电离减弱，蛋白质带负电荷，在电场中向正极移动。蛋白质分子在不同 pH 溶液中电离趋势见图 9 - 1。血清中含有很多蛋白质，每种蛋白质的等电点不同，因此在同一电解质溶液中，所带净电荷不同；同时各蛋白质的分子大小、形状也不相同，因此在电场中移动速度不同，据此可利用电泳法将它们分离。

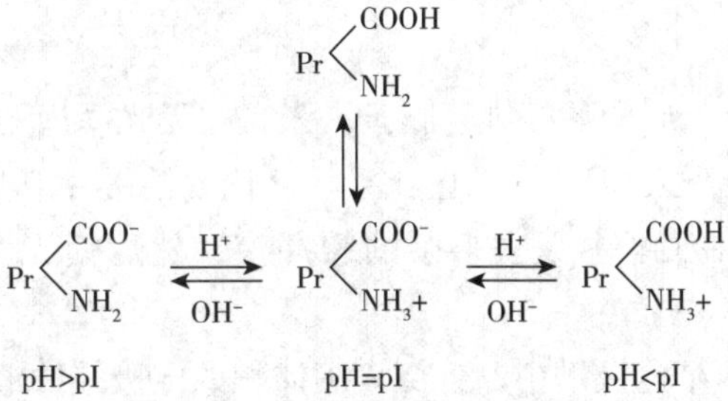

图 9 - 1　蛋白质分子在不同 pH 溶液中电离示意图

血清蛋白包括清蛋白、α - 球蛋白，β - 球蛋白、γ - 球蛋白等，各种蛋白质由于氨基酸组成、立体构象、相对分子质量、等电点及形状不同（见表 9 - 1），在电场中迁移速度不同。血清中大部分蛋白质等电点低于 pH 7.0，所以在缓冲液（pH 8.6）中电离成负离子，在电场中向正极移动。

表 9 - 1　人血清中 5 类蛋白质的 PI 及其相对分子质量

蛋白质名称	pI	相对分子质量
清蛋白	4.88	69000
α$_1$ - 球蛋白	5.06	200000
α$_2$ - 球蛋白	5.06	300000
β - 球蛋白	5.12	90000 ~ 150000
γ - 球蛋白	6.85 ~ 7.50	156000 ~ 300000

【实验原理】

在一定的电流、电压的电场中，带负电荷的蛋白质向正极方向泳动，因泳动速度不同而被分离。从正极端起，依次为清蛋白、α_1-球蛋白、α_2-球蛋白、β-球蛋白和γ-球蛋白。将蛋白质染色后，可按染色区带位置进行定性观察，也可对各条色带进行定量测定。在一定范围内，蛋白质的含量与结合的染料量呈正比，故将蛋白质区带剪下，分别用 NaOH 溶液洗脱下来，进行比色，可测定其相对含量。也可以将染色后的薄膜直接用光密度计扫描，测定其相对含量。

【试剂器材】

1. 试剂

（1）pH 8.6 0.06M 巴比妥-巴比妥钠缓冲液：取巴比妥 1.62g，巴比妥钠 12.38g，用蒸馏水加热溶解，冷却后定容至 1000ml。测试 pH 值，若 pH 偏离 8.6，可用 1mol/L HCl 或 NaOH 校正。

（2）染色液：①氨基黑 10B 染色液：称取氨基黑 10B 0.5g，加蒸馏水 40ml、甲醇 50ml 和冰醋酸 10ml，混匀即可。②丽春红 S 染色液：称取丽春红 S 0.4g、三氯醋酸 6g，溶于蒸馏水中并定容至 100ml。

（3）漂洗液：①取 95% 乙醇 45ml，冰醋酸 5ml 和蒸馏水 50ml，混匀即可。用于氨基黑 10B 染色的漂洗。②3%（V/V）醋酸溶液，用于丽春红 S 染色的漂洗。

（4）洗脱液：①0.4mol/L NaOH 溶液，用于氨基黑 10B 染色的洗脱。②0.1mol/L NaOH 溶液，用于丽春红 S 染色的洗脱。

（5）透明液：①冰醋酸法：冰醋酸 30ml，无水乙醇 70ml，醋酸乙酯 1ml 混匀。② N-甲基-2-吡咯烷酮-柠檬酸法：称取 15g 柠檬酸溶于 150ml 蒸馏水中，加入 N-甲基-2-吡咯烷酮 150ml，混匀，加蒸馏水定容至 500ml。

2. 主要器材 醋酸纤维薄膜、电泳仪、电泳槽。

【操作步骤】

1. 浸泡膜条 取 8cm×2cm 醋酸纤维薄膜条一张，在无光泽面的一端 1.5cm 处用铅笔轻画一横线作为点样处的标记。浸入 pH 8.6 的巴比妥-巴比妥钠缓冲液中。约 30min 后膜条完全浸透，用镊子轻轻取出，夹在滤纸中吸去多余的缓冲液，然后使无光泽面向上平放在干净滤纸上。

2. 电泳槽的准备 在两个电极槽中，各倒入等体积的电极缓冲液。将滤纸条在电极缓冲液完全浸湿，架在电泳槽的四个膜支架上，使滤纸条一端与支架前沿对齐，另一端浸入电极缓冲液内。用玻璃棒轻轻挤压膜支架上的滤纸以驱除气泡，使滤纸的一端能紧贴在膜支架上。滤纸条是两个电极槽联系醋酸纤维薄膜的桥梁。

3. 点样 取新鲜血清于载玻片上，将盖玻片掰成适宜大小（边缘宽度小于醋酸纤维薄膜宽度，约 1cm）。将盖玻片在血清中轻轻划一下，再在膜条一端点样处轻轻地水平落下并迅速提起，即在膜条上点上了细条状的血清样品，呈淡黄色。

4. 电泳 用镊子将点样端的薄膜平贴在电泳槽阴极端的滤纸桥上（点样面朝下），另一端平贴在阳极端滤纸桥上，用镊子将其中气泡赶出。要求薄膜紧贴滤纸桥并绷直，中间不能下垂。盖上电泳槽盖，将电泳槽的正极和负极分别与电泳仪的正极和负极连接。打开电泳仪电源，调节电压 8~15V/cm 膜长或电流 0.3~0.5mA/cm 膜宽。夏季通电 45min，冬季通电 60min，待电泳区带展开 3.5~4.0cm，即可关闭电源。

5. 染色 用镊子取出薄膜条直接投入氨基黑 10B 或丽春红 S 染色液中染色 5~10min。染色过程中应不时轻轻晃动染色皿，使染色充分。膜条较多时，应避免彼此紧贴致染色效果不良。

6. 漂洗 准备4个漂洗皿，装入适量漂洗液。从染色液中取出薄膜条并尽量沥去染色液，投入漂洗液中依次漂洗，直至背景无色为止。

结果计算

（1）洗脱比色法：将各蛋白区带仔细剪下，分别置于各试管中，另从空白背景剪下一块平均大小的膜条置于空白管中，在清蛋白管内加入洗脱液。（根据染色方法选用对应浓度的NaOH溶液）6ml（计算时吸光度乘2），其余各管加入3ml，于37℃水浴20min并不断摇动，待颜色脱净后，取出冷却，于620nm处比色，以空白管调零，读取吸光度值。采用丽春红S染色法只需水浴10min，再加入40%（V/V）醋酸0.6ml（计算时吸光度乘2），其余各管加0.3ml，于520nm处比色，以空白管调零，读取吸光度值。

（2）光密度计扫描法：将薄膜条放入透明液中2~3min，然后取出，以滚动方式平贴于洁净无划痕的载玻片上（勿产生气泡），将此载玻片竖立片刻，除去透明液后，于70~80℃（N-甲基-2-吡咯烷酮-柠檬酸法透明，90~100℃）烘烤15~20min，取出冷却至室温，即可透明。

将已透明的薄膜条置光密度计的暗箱内，选择波长520nm，描记各蛋白区带峰，并计算各蛋白成分的相对百分含量。

$$各组分蛋白质\% = \frac{Ax}{At} \times 100$$

Ax表示各个组分蛋白质（Alb、α_1-球蛋白、α_2-球蛋白和γ-球蛋白）吸光度；At表示各组分蛋白质的吸光度总和。

各组分蛋白质绝对浓度（g/L）= 血清总蛋白（g/L）× 各组分蛋白质百分浓度（%）

参考区间

表9-2和表9-3的参考区间供实验室参考。

表9-2 氨基黑10B染色法参考区间

蛋白质组分	洗脱法	直接扫描法	
	各组分蛋白%	各组分蛋白%	浓度（g/L）
清蛋白	57.4~71.7	66.0±6.6	48.8±5.1
α_1-球蛋白	1.7~4.5	2.0±1.0	1.5±1.1
α_2-球蛋白	4.0~8.3	5.3±2.0	3.9±1.4
β-球蛋白	6.8~11.4	8.3±1.6	6.1±2.1
γ-球蛋白	11.2~22.9	17.7±5.8	13.1±5.5

表9-3 丽春红S染色直接扫描法参考区间

蛋白质组分	各组分蛋白%	浓度（g/L）
清蛋白	57.0~68.0	35.0~52.0
α_1-球蛋白	1.0~5.7	1.0~4.0
α_2-球蛋白	4.9~11.2	4.0~8.0
β-球蛋白	7.0~13.0	5.0~10.0
γ-球蛋白	9.8~18.2	6.0~13.0

【临床意义】

正确分析蛋白质电泳图谱及其扫描曲线,有助于疾病的诊断和鉴别诊断。几种常见的蛋白质电泳图谱及其扫描曲线见图9-2。

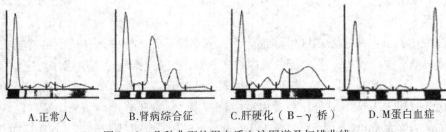

图9-2 几种典型的蛋白质电泳图谱及扫描曲线

1. 甲胎蛋白带 脐带血清、胎儿血清、部分原发性肝癌患者血清,在Alb与α_1-球蛋白之间可增加1个条带,一般称为甲胎蛋白带。

2. M蛋白血症 在β与γ-球蛋白后区段的各部分出现一条致密富集的M蛋白带,称为单克隆γ球蛋白(M蛋白)血症,主要见于多发性骨髓瘤、巨球蛋白血症、重链病以及一些良性M蛋白增多症。

3. 蛋白缺乏症 主要包括α_1-抗胰蛋白酶缺乏症、γ-球蛋白缺乏症等。临床上较少见。电泳结果表现为α_1或γ-球蛋白部分缺失或显著降低。

4. 肾病 见于急慢性肾炎、肾病综合征、肾功能衰竭等。表现为Alb降低,α_2和β-球蛋白升高。

5. 急慢性炎症 表现为α_1、α_2和β三种球蛋白均增高。

6. 肝病 包括急慢性肝炎和肝硬化。主要表现为Alb降低,β和γ-球蛋白增高,出现β和γ难分离而相连的"β-γ桥",此现象往往是由于IgA增高所致,IgA与肝脏纤维化有关。

【注意事项】

1. 标本 制备新鲜血清标本,不能溶血。点样线要细窄、均匀、集中,点样量不宜过多,保持薄膜清洁。

2. 试剂 漂洗液应临时配置,放置时间过长将影响漂洗效果。醋酸纤维薄膜是由醋酸纤维素加工制成的,作为血清蛋白电泳的支持介质,对各种蛋白质几乎完全不吸附,因此无拖尾现象;对染料也不吸附,因此未结合的染料能完全洗掉,无样品处几乎无色。

3. 方法 ①严格控制好电流、电压与电泳时间。电压高,电流强度大,则电泳快,电泳时间虽可缩短,但其产热多,薄膜上水分蒸发也多,严重时会使图谱短而不清晰;相反,电流、电压过低,电泳所需时间延长,由于样品的扩散,也不能获得良好的图谱。一般气温低时,可用较大的电流、电压;气温高时,则宜用较低的电流、电压。②盐桥及醋酸纤维薄膜要放置平整,保证电场均匀。③由于醋酸纤维薄膜吸水量少,因此必须在密闭的容器中进行电泳,并尽量使用较低电流,避免水分蒸发。

【思考题】

1. 简述醋酸纤维薄膜电泳测定血清蛋白的实验原理。
2. M蛋白血症常见于哪些疾病?

二、琼脂糖凝胶电泳法测定乳酸脱氢酶同工酶

LD存在于人体多个组织的细胞质中。LD总活性的测定缺乏组织和器官特异性,而其同工酶的测定具有器官特异性,且有更高的灵敏度。因此,目前除总活性测定外,实验室还可结合

LD 同工酶的测定来提高其临床应用价值。LD 是有 H 和 M 两种亚基组成的四具体,共有 5 种同工酶,分别是 LD1(H4)、LD2(H3M)、LD3(H2M2)、LD4(HM3)和 LD5(M4)。不同组织或器官含有各种 LD 同工酶的浓度不一致,因此不同疾病状态下,血清 LD 的同工酶测定有重要的临床意义。

【实验目的】

掌握琼脂糖凝胶电泳法测定血清同工酶的原理和操作过程,熟悉乳酸脱氢酶(lactate dehydrogenase,LD)同工酶检测的临床意义。

【实验背景】

LD 同工酶的分离测定有多种方法,包括电泳法、层析法、免疫化学法、热稳定和抑制法。电泳法使用的支持介质包括琼脂糖凝胶、醋酸纤维薄膜和聚丙烯酰胺凝胶等。其中,琼脂糖凝胶电泳法具有灵敏度高,易于定量分析的优势,被实验室广泛采用。

【实验原理】

LD 同工酶的 H 亚基为酸性基团。组成同工酶的 H 亚基含量越多,则等电点越低,与电泳缓冲液的 pH 值之差越大,泳动速度越快,在一定电泳条件下,各同工酶得以分离。再利用酶促反应进行显色:LD 催化底物乳酸,使其脱氢生成丙酮酸,同时 NAD^+ 还原为 NADH。吩嗪二甲酯硫酸盐(PMS)将氢传递给氯化碘代硝基四唑蓝(INT),使其被还原为紫红色的甲臜化合物($INTH_2$)。反应原理见图 9-3。

在凝胶板上,LD 各同工酶区带显紫红色,且颜色的深浅与酶活性呈正比,利用光密度仪或扫描仪可求出各同工酶的相对含量。

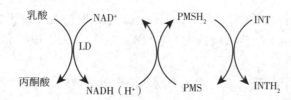

图 9-3 琼脂糖凝胶电泳法测定乳酸脱氢酶同工酶反应原理

【试剂器材】

1. 试剂

(1) pH 8.6 0.075mol/L 巴比妥缓冲液:称取巴比妥钠 15.458g,巴比妥 2.768g,溶解于蒸馏水中,加热助溶,冷却后定容至 1L(用于电泳)。

(2) pH 8.2 0.082mol/L 巴比妥-盐酸缓冲液:称取巴比妥钠 17.2g,溶解于蒸馏水中,加 1mol/L 盐酸 24.6ml,蒸馏水定容至 1L(用于凝胶配制)。

(3) 10mmol/L 乙二胺四乙酸二钠:称取 EDTA-Na_2 0.372g,溶解于蒸馏水中,并定容至 100ml。

(4) 5g/L 琼脂糖凝胶:称取琼脂糖 0.5g,加入 50ml pH 8.2 的巴比妥-盐酸缓冲液中,再加入 EDTA-Na_2 溶液 1.2ml,以及蒸馏水 48.8ml,隔水煮沸溶解,不时摇匀,趁热分装到大试管中,冷却后用塑料膜密封管口置冰箱备用。

(5) 8g/L 琼脂糖凝胶:称取琼脂糖 0.8g,加入 50ml pH 8.2 巴比妥-盐酸缓冲液中,再加入 EDTA-Na_2 溶液 2ml,以及蒸馏水 48ml,配制方法同(4)。

(6) 显色试剂:①D-L-乳酸溶液:取 85% 乳酸(AR)2ml,用 1mol/L NaOH 调 pH 至中性(约用 23.6ml)。②1g/L 吩嗪二甲酯硫酸盐(PMS):称取 50mg PMS,加蒸馏水 50ml 溶解。③10g/L NAD^+:称取 100mg NAD^+ 于 10ml 新鲜蒸馏水中,或 NAD^+ 45mg 溶解于

4.5ml 蒸馏水中。④1g/L 氯化碘代硝基四唑蓝（INT）：称取 30mg INT，溶解于 30ml 蒸馏水中。上述试剂需要贮存于棕色瓶中，置 4℃保存。除 10g/L NAD⁺外，其余均可保存 3 个月以上。⑤底物－显色液（临用前配制）：取①液 4.5ml、②液 1.2ml、③液 4.5ml 和④液 12.0ml 混匀。

（7）固定漂洗液：按乙醇：水：冰醋酸＝14：5：1（V/V/V）的比例混合，或按 95%乙醇：冰醋酸＝98：2 的比例混合而成。

2. 主要器材 载玻片、电泳仪和电泳槽。

【操作步骤】

1. 制备琼脂糖凝胶玻片 取 1 管冷藏保存的 5g/L 缓冲琼脂糖凝胶于 100℃水浴中加热融化。吸取已融化的凝胶液 1.2ml，均匀铺在干净的玻片上。在室温下冷却凝固后，用合适大小的滤纸条于凝胶板一端约 1.0～1.5cm 处挖槽。挖槽时不得挖穿琼脂板。用滤纸吸干槽内水分。

2. 加样 用微量加样器加约 40μl 血清于槽内。

3. 电泳 将凝胶玻片加样端置于电泳槽负极，另一端置于正极。用电泳缓冲液浸透的纱布搭桥。调节电泳仪电压 75～100V，电流 8～10mA/片，电泳 30～40min。

4. 显色 在电泳结束前 5～10min，将底物显色液与 100℃水浴融化的 8g/L 琼脂糖凝胶按 4：5 的比例混合，制成显色凝胶液，置 50℃水浴中备用，注意避光。终止电泳后，将凝胶玻片放在铝盒内，立即取显色凝胶液约 1.2ml，迅速滴加在凝胶玻片上，使其自然展开覆盖全片。待显色凝胶液凝固后，加盖避光。铝盒于 37℃水浴 1h。

5. 固定和漂洗 取出显色凝胶玻片，浸入固定漂洗液中 20～40min，直至背景无黄色为止。最后，在蒸馏水中漂洗 3 次，每次 10～15min。

结果计算

1. 目视观察 在碱性介质中 LD 同工酶带负电，电泳时由负极向正极泳动。各同工酶泳动速度不一致，电泳条带由正极到负极依次为：LD1、LD2、LD3、LD4 和 LD5。比较 LD 各同工酶区带呈色强度。

2. 光密度计扫描求相对百分率 用光密度计在 570nm 波长下扫描，算出各同工酶区带吸光度所占百分比。

3. 比色定量 没有光密度计的实验室，如果需要定量检测，可将各区带切开，分别装入试管中，加入 400g/L 尿素 4ml，100℃水浴 5～10min，取出冷却后，于 570nm 波长比色。取大小相同但无同工酶区带的凝胶，用上述相同的方法处理，制成空白管。比色后根据各管吸光度计算各同工酶的百分率。

吸光度总和 $A_{总} = A1 + A2 + A3 + A4 + A5$

各 LD 同工酶百分率（%）为：

$$LD_x(\%) = \frac{A_x}{A_{总}} \times 100 \quad (x = 1, 2, 3, 4, 5)$$

参考区间 正常成年人血清中 LD 同工酶百分比：LD2＞LD1＞LD3＞LD4＞LD5。

【临床意义】

1. 用于诊断和鉴别诊断心脏、肝脏和骨骼肌的疾病 急性心肌梗死（AMI）和心肌炎时以 LD1 和 LD2 升高为主，且大多数 AMI 患者血中 LD 同工酶将出现 LD1/LD2＞1，且持续时间长。骨骼肌和肝细胞损伤时常表现为 LD5＞LD4。

2. 肺、脾、胰、淋巴结损伤及各种恶性疾病 LD2、LD3、LD4 升高。

3. 恶性肿瘤（如转移到肝脏） 往往伴有 LD4、LD5 升高。

4. 其他 溶血性疾病、镰状细胞贫血、地中海贫血、体外循环术后溶血、阵发性睡眠性血红蛋白尿时均有 LD1 和 LD2 升高，但仍为 LD2＞LD1。

【注意事项】

1. 标本 红细胞中 LD1 与 LD2 含量高，标本溶血对检测影响较大。LD4 与 LD5（尤其是 LD5）对热敏感，因此底物-显色液温度应低于 50℃，否则易变性失活。LD4 和 LD5 在低温状态下容易失活，因此宜采用新鲜标本测定。一般认为血清于 25℃可保存 2~3 天。

2. 试剂 PMS 对光敏感，故底物-显色液须避光，否则显色后凝胶板背景颜色较深。实验室可考虑使用乳酸锂溶液（0.5~1.0mol/L，pH 7.0）代替乳酸钠溶液。乳酸锂化学性质稳定，且易称量，可避免乳酸钠因长期放置后产生的酮类物质对酶促反应造成的抑制作用。

3. 方法 凝胶应铺满整张玻片，便于电泳时搭桥。凝胶玻片应尽量冷却凝固后使用，便于挖槽。槽孔应尽量平整，保证电泳条带清晰。

【思考题】

1. 简述琼脂糖凝胶电泳法测定血清 LD 同工酶的基本原理。
2. 急性心肌梗死患者血清 LD 同工酶有什么改变？

（宁兴旺）

实验十　连续监测法测定酶活性浓度

一、色素原底物反应的连续监测法测定γ-谷氨酰基转移酶

【实验目的】

掌握 IFCC 推荐法测定 GGT 的原理和方法学评价。熟悉色素原底物测定酶活性的影响因素。

【实验背景】

GGT 测定方法根据底物不同分为三类：①L-γ-谷氨酰-α（β）-萘胺做底物，催化生成的 α（β）-萘胺与重氮试剂生成红色化合物，该化合物难溶于水，是电泳法测定同工酶的显色原理；为早期定时法所采用，适合一般分光光度计应用。缺点是反应时间长，灵敏度低，底物溶解度差。②γ-L-谷氨酰对硝基苯胺（GNA）做底物，催化生成的对硝基苯胺在碱性环境下呈黄色，可以连续监测。缺点是底物溶解度差，达不到最适条件对底物浓度的要求，曾经作为 AACC 和 SSCC 的推荐法。③3-羧基-γ-L-谷氨酰对硝基苯胺（GCNA）做底物，催化生成的 2-硝基-5-氨基苯甲酸在碱性环境下呈黄色，可以连续监测。GCNA 与 GNA 相比，含有亲水基团羧基，溶解度增加，而且底物稳定性好，自身水解作用小，是 IFCC 推荐的参考方法。

【实验原理】

以 L-γ-谷氨酰-3-羧基-4-硝基苯胺为底物，以甘氨酰甘氨酸（双甘肽）为 γ-谷氨酰基的受体成分，在 GGT 催化下，谷氨酰基转移到双甘肽分子上，同时释放出黄色的 2-硝基-5-氨基苯甲酸，引起 405~410nm 波长处吸光度的增高。吸光度的增高速率与 GGT 活性成正比。

$$\text{GCNA} + \text{双甘肽} \xrightarrow[\text{pH 7.7}]{\text{GGT}} 2\text{-硝基-5-氨基苯甲酸} + \text{L-}\gamma\text{-谷氨酰-甘氨酰甘氨酸}$$

【实验试剂】

1. GGT 检测试剂盒主要成分，具体见试剂盒说明书

（1）R1：Tris 缓冲液 100.0mmol/L，甘氨酰甘氨酸 100.0mmol/L。

（2）R2：L-γ-谷氨酰-3-羧基-4-硝基苯胺 6.0mmol/L。

2~8℃密闭避光贮存可稳定 12 个月；开瓶上机后 2~8℃避光贮存可稳定 1 个月；若以 R1：R2 按 4:1 混合成工作液，2~8℃密闭避光贮存可稳定 1 个月，室温可稳定 7 天。

（3）酶校正品。

【操作步骤】

1. 全（半）自动生化分析仪速率法　操作见表 10-1。

表 10-1 GGT 测定加样操作

	空白（B）	测定（U）	校准（C）
蒸馏水	15μl	—	—
样本	—	15μl	—
校准品	—	—	15μl
R1	240μl	240μl	240μl
	混匀，37℃恒温 3~5min		
R2	60μl	60μl	60μl

混匀，37℃恒温 1min 后测定初始吸光度，然后准确测定平均每分钟吸光度变化值 $\Delta A/\min$。全自动生化分析仪按设定参数完成检测后，自动计算 GGT 活性浓度。

全（半）自动生化分析仪主要参数：①检测方法：速率法。②主波长/次波长：405/505nm。③比色光径：1.0cm。④温度：37℃。⑤反应方向：正向。⑥样品或校准品反应体积分数：1:21。（具体操作根据厂商提供说明书进行）。⑦延滞期 1min，读数时间 2min。

结果计算

1. 以校准品定标的计算：$GGT = \dfrac{\Delta A_u/\min - \Delta A_B/\min}{\Delta A_c/\min - \Delta A_B/\min} \times C_c$（U/L）

2. 以计算因子的计算：$\Delta A/\min = \Delta A_u/\min - \Delta A_B/\min$

$$GGT = \Delta A/\min \times \dfrac{10^6}{9490} \times \dfrac{315}{15} = \Delta A/\min \times 2213 \text{（U/L）}$$

式中，9490 是 2-硝基-5-氨基苯甲酸在 405nm 波长处的摩尔吸光系数。

参考区间　男：11~50U/L；女：7~32U/L；新生儿可达成年人 5~8 倍。

【临床意义】

GGT 分布于肾、胰、肝、肠和前列腺等多种组织中，以肾近曲小管含量最高。GGT 在细胞中有膜结合型（疏水型）和可溶型（亲水型）两种。膜结合型为主，主要分布在肾近曲小管刷状缘或肝毛细胆管。血清中的 GGT 主要来自肝脏，并以多种形式存在，常与脂蛋白和免疫球蛋白结合在一起，形成巨酶。

1. 肝胆系统疾病　肝细胞损伤时，GGT 的敏感性不如 AST 和 ALT。在胰腺疾病、脂肪肝、亚临床胆管阻塞、肝占位性病变和心脏病伴肝脏慢性充血时，GGT 活性明显升高，尤其在胆汁淤积过程中因胆汁酸有表面活性剂作用，导致膜结合酶的分离，胆汁反流入血使血中 GGT 升高。

2. 原发性或转移性肝癌　血清 GGT 活性呈中度或重度升高，特别在诊断恶性肿瘤患者有无肝转移和肝癌术后有无复发时，阳性率可达 90%，但作为肝癌标志物的特异性较差。

3. 酒精诱导　长期嗜酒者血清 GGT 活性常有升高，GGT 在健康体检人群肝功能组合项目中单项升高较为常见，戒酒 2~3 周后 GGT 若有明显下降，一般考虑因酒精诱导作用引起。乙醇性肝病患者的 GGT 几乎都升高。

4. 药物诱导　抗惊厥药物治疗的患者，血清 GGT 可高于参考值上限 3 倍以上。长期服用苯巴比妥、苯妥英钠、口服避孕药者血清 GGT 活性也常升高。

5. 降低　一般无临床意义。但重型肝炎、晚期肝硬化，由于微粒体破坏、酶合成减少，GGT 因而下降，GGT 持续低值提示预后不良。

另外，人体各器官中 GGT 含量肾脏中最高，但肾脏疾病时，血液中该酶活性增高却不明显。有人认为，肾单位病变时，GGT 经尿排出，测定尿中酶活力可能有助于诊断肾脏疾患。

【注意事项】

1. 标本 ①建议使用空腹血清或肝素、EDTA抗凝血浆；红细胞中的GGT含量低，轻度溶血标本对GGT活性检测影响不大；血清中GGT在室温或4℃可稳定7天，在冷冻状态下可稳定2个月。②诱导作用：酗酒可使血清GGT升高；长期使用苯巴比妥、苯妥英钠、安替比林、口服避孕药者，血清GGT活性也会升高。

2. 试剂 ①底物：该底物的溶解度小，难以达到酶动力学反应的最适浓度，只能采用较低的基质浓度。②双甘肽即是缓冲液又是接受体，类似底物的作用。甘氨酸对GGT的反应有抑制作用，所用的双甘肽制剂中不应含有甘氨酸；试剂中的游离对硝基苯胺和其他不纯的物质对酶活性有抑制作用，可用吡啶抽提不纯物质；本方法的检测范围为2~1000U/L，超过1000U/L需用蒸馏水或生理盐水稀释后检测。③如果试剂空白过高，说明该底物自身水解严重，可能因底物不足导致测定结果偏低。

3. 方法 ①波长：2-硝基-5-氨基苯甲酸的吸收峰在380nm，L-γ-谷胺酰-3-羧基-对硝基苯胺的吸收峰在310nm。在405~410nm处，L-γ-谷胺酰-3-羧基-对硝基苯胺的吸光度降到最低，而对硝基苯胺仍保持一定的吸光度，两者吸光度差（ΔA）最大，所以测定波长选择在405~410nm。由于405nm波长正好处在2-硝基-5-氨基苯甲酸吸光曲线的斜坡上，波长稍有差异，将会引起测定吸光度的误差。因各类型自动生化分析仪波长差异，故最好用酶参考物校准。②K值：若没有酶参考物传递的校准物质，理论K值按2-硝基-5-氨基苯甲酸在405nm、410nm处的摩尔吸光度分别为9490和7908计算，该方法对分光光度计波长精度要求较高，因此最好各实验室实测摩尔吸光度来校准。③2-硝基-5-氨基苯甲酸摩尔吸光系数较小，本法样品稀释因子只有1:21，因此R1试剂最好预温。

【思考题】

1. 简述色素原底物法的优缺点和注意事项。
2. 试剂成分双甘肽有何作用？
3. 自动生化分析仪酶活性测定的K值分哪几类？应如何正确应用？

二、过氧化物酶反应的连续监测法测定腺苷脱氨酶

腺苷脱氨酶（Adenosine deaminase，ADA）是一种与机体细胞免疫活性有重要关系的核酸代谢酶类，能催化腺嘌呤核苷转变为次黄嘌呤核苷，再经核苷磷酸化酶（PNP）作用生成次黄嘌呤，其代谢终产物为尿酸。ADA广泛分布于人体各组织中，以胸腺、脾和淋巴组织中含量最高，肝、肺、肾和骨骼肌等含量较低。血液中ADA主要存在于红细胞、粒细胞和淋巴细胞，其活性约为血清的40~70倍，T淋巴细胞ADA活性比B淋巴细胞更高。测定血液、体液中的ADA对某些疾病的诊断、鉴别诊断、治疗效果及免疫功能的评估有一定价值。临床上，血清ADA与ALT、GGT等组成肝酶谱能较全面地反映肝脏病的酶学改变；胸腹水、脑脊液ADA检测用于结核、炎症、癌症等鉴别诊断有其独特价值。

【实验目的】

掌握酶偶联法测定ADA的原理和方法学评价。熟悉过氧化物酶指示系统测定酶活性的影响因素和评价。了解腔积液ADA测定的临床意义。

【实验背景】

ADA测定方法有放射性核素法、生物化学法和化学发光法等。放射性核素法灵敏度高，但需放射性核素，不适于临床常规应用。生物化学法多利用ADA催化腺苷脱氨生成次黄苷和氨，检测氨的生成量（氨气敏电极法、氨比色法、偶联GLDH反应法和偶联PNP和XOD法）；或检

测底物腺苷的减少或产物次黄苷的增加（紫外分光光度法）等。其中氨气敏电极法，不受样品颜色及沉淀等物质的干扰，无需昂贵的酶试剂，结果较为准确。但该法较难控制电极的响应信号和响应时间，仅适用于临床非批量样品的测定。氨比色法较常用，利用波氏显色反应测定生成的氨，但灵敏度低，需手工测定，易受外源性氨影响，不能直接测定红细胞ADA活性。偶联GLDH反应法可应用自动生化分析仪测定，结果准确、敏感，但亦易受外源性氨影响。化学发光法利用化学发光技术检测ADA经过酶促反应后产生的过氧化氢，此法灵敏度高，但需要专门仪器。

偶联嘌呤核苷磷酸化酶（PNP）和黄嘌呤氧化酶（XOD），不与其他核苷反应，抗干扰能力强，适合自动化分析仪，且不受外源性氨影响，目前尚无参考方法，是目前较常用的方法。本法是利用过氧化物酶作指示酶的连续检测法测定酶活性典型例子。

【实验原理】

ADA酶解腺苷脱氨产生次黄苷，次黄苷在PNP的作用下生成次黄嘌呤，次黄嘌呤在XOD氧化下生成尿酸和H_2O_2，在过氧化物酶POD作用下，与4-氨基安替比林（4-AA）、N-Ethyl-N-（2-hydroxy-3-sulfopropyl）-3-methylaniline（EHSPT, TOOS）反应（Trinder反应），生成紫红色的醌。在546 nm处，通过连续监测有色醌吸光度上升的速率来计算ADA的活性。

$$腺苷 + H_2O \xrightarrow{ADA} 次黄苷 + NH_3$$

$$次黄苷 + P \xrightarrow{PNP} 次黄嘌呤 + 核糖-1-磷酸$$

$$次黄嘌呤 + 2H_2O + 2O_2 \xrightarrow{XOD} 尿酸 + 2H_2O_2$$

$$2H_2O_2 + 4-AAP + TOPS \xrightarrow{POD} 4H_2O + 有色醌（\lambda_{max}=546nm）$$

【实验试剂】

1. 标本准备 采集患者血液或胸腹水、脑脊液，取血清或离心后的上清液。

2. 试剂盒组成主要成分，具体参见试剂盒说明书

（1）R1：甘氨酸缓冲液80mmol/L，TOOS 2mmol/L。嘌呤核苷磷酸化酶（PNP）500U/L，黄嘌呤氧化酶（XOD）800U/L，过氧化物酶（POD）600U/L。

（2）R2：腺嘌呤核苷（adenosine）10mmol/L，4-氨基安替比林（4-AAP）2.0mmol/L。试剂置2~8℃可稳定保存1年。

4. 校准品 ADA校准品，应与公认的检测系统比对定值。

【操作步骤】

1. ADA测定 操作见表10-2。

表10-2 ADA测定加样操作

	测定管（U）	校准管（C）	空白管（B）
样本	5μl		
校准品		5μl	
蒸馏水			5μl
R1	180μl	180μl	180μl
	混匀，置37℃孵育3~5min		
R2	90μl	90μl	90μl

混匀，置37℃孵育3min，在波长546nm处，连续监测2min吸光度升高速率，计算ΔA/min。全自动生化分析仪按设定参数完成检测后，自动计算ADA活性浓度。

生化分析仪主要参数：①检测方法：速率法。②主波长/次波长：546/660nm。③比色光径：1.0cm。④温度：37℃。⑤反应方向：正向。⑥样品或校准品反应体积分数：1:55（具体参数设置应根据厂商提供说明书进行）。⑦延滞期3min，读数时间2min。

结果计算

1. 用校准品定标计算式如下

$$ADA \text{活力} = \frac{\Delta Au/min - \Delta A_B/min}{\Delta Ac/min - \Delta A_B/min} \times C_c \quad (U/L)$$

2. 用计算因子计算如下

$$\Delta A/min = \Delta A_u/min - \Delta A_B/min$$

$$ADA \text{活力} = \Delta A/min \times \frac{10^6}{3120} \times \frac{275}{5} = \Delta A/min \times 1763 \quad (U/L)$$

式中，3120是紫红色醌在546nm波长，比色光径1.0cm的摩尔吸光度；A/min为每分钟吸光度变化率；10^6为mol换算成μmol；275/5为血清稀释倍数。

参考区间 血清：0~15U/L；胸腹水：0~35U/L；脑脊液：0~5U/L。

【临床意义】

1. 肝胆胰疾病 血清ADA（SADA）活性能较敏感地反映肝细胞的损伤，可作为肝功能常规检查项目之一，与ALT或GGT等组成肝酶谱能较全面反映肝病时肝细胞损伤及修复状况。ADA的检测有利于探测急性肝炎的残留病变和肝病进展。若与氨基转移酶及GGT同时测定，将有助于两类黄疸的鉴别。

2. 获得性免疫缺陷综合征（AIDS） AIDS患者红细胞ADA活性特别高，血清中ADA活性也较高，HIV感染者在感染早期SADA活性即增加，且与AIDS相关逆转录病毒抗体的存在相关。

3. 肿瘤 也有报道认为肿瘤患者血清及组织中ADA活性升高，但前者阳性率仅为15%~40%。

4. 胸、腹腔积液和脑脊液ADA活性

（1）胸、腹腔积液ADA（PADA）：结核性渗出液的ADA活性明显升高，对结核的诊断有重要价值。癌性仅轻度升高或不升高，非炎症性不升高，且血清中ADA（SADA）活性无显著差别。结核性胸腹腔积液患者PADA/SADA>1，而恶性胸腹腔积液患者多<1。故PADA和SADA测定及其比值有助于结核性和恶性胸腹水的鉴别诊断。

（2）脑脊液ADA（CSF-ADA）：可鉴别结脑和非结脑。结核性脑膜炎CSF-ADA显著增高，病毒性脑膜炎不增高，颅内肿瘤及中枢神经系统白血病稍增高。

【注意事项】

1. 血清标本 应避免溶血；由于ADA是巯基酶，容易失活，检测标本不宜存放过久。4℃可保存3天；胸腹水标本应离心后检测，4℃可保存5天。

2. 延滞期 本法使用的试剂酶种类多，延滞期长，应保证不小于2min。

3. 方法性能

（1）试剂空白吸光度：试剂的空白吸光度$A_{546nm} \leq 0.1A$，空白吸光度变化值$\Delta A_{546nm}/min \leq 0.02/min$。

（2）干扰：血红蛋白<5.0g/L、胆红素<850μmol/L、三酰甘油<22.6mmol/L、抗坏血酸<2.84mmol/L、乳酸<24mmol/L、乳酸脱氢酶<10000U/L，对测定线性范围内的结果无明显

影响。

(3) 线性范围：上限达 200U/L。

【思考题】

1. 该法延滞期为什么要大于 2min？
2. 与平衡法相比，还原性物质对本法有干扰吗？外源性氨有干扰吗？

（沈财成）

实验十一　连续监测法与定时法比较测定 ALT 活性浓度

【实验目的】

掌握改良赖氏法测定 ALT 的原理、标准曲线的特点和方法学评价，掌握 IFCC 推荐法测定 ALT 的原理和方法学评价。熟悉两种方法对内源性丙酮酸的抗干扰能力。了解 ALT、AST 及比值的临床意义。

【实验背景】

ALT 测定方法根据测定产物的不同分为：测定谷氨酸和测定丙酮酸。测定谷氨酸以酶电极法作代表，因需特殊仪器不适合临床检验。测定丙酮酸的方法又可以分为三类：①以赖氏法为代表的定时法。②以 IFCC 推荐法为代表的连续监测法。③偶联丙酮酸氧化酶法。

改良赖氏法是根据 2,4 – 二硝基苯肼与产物丙酮酸生成丙酮酸 – 2,4 – 二硝基苯腙在碱性环境下呈红棕色，求出丙酮酸的生成量。因该显色反应特异性差，α – 酮戊二酸干扰大，在试剂配方中 2,4 – 二硝基苯肼和 α – 酮戊二酸的用量严重不足，造成该法的准确度和精密度较差。但因试剂成本低廉和仪器要求低，在我国基层单位还在使用。偶联丙酮酸氧化酶法属于定时法，指示反应是 Trinder 反应，受到体内一些还原性物质的干扰，在可见光范围内比色，但因试剂成本高昂，在基层医院推广还有一定难度。IFCC 推荐法克服了以上两类方法的缺点，是 ALT 的参考方法。

【实验原理】

1. IFCC 推荐法测定 ALT

$$L-丙氨酸 + \alpha-酮戊二酸 \xrightleftharpoons{ALT} L-谷氨酸 + L-丙酮酸$$

$$丙酮酸 + NADH + H^+ \xrightarrow{LD} L-乳酸 + NAD^+$$

在偶联反应中，NADH 的氧化速率与标本中 ALT 活性成正比。

2. 改良赖氏法测定 ALT

α-酮戊二酸　　　L-丙氨酸　　　　L-谷氨酸　　　α-丙酮酸

丙酮酸二硝基苯腙　　　　　　　　2,4二硝基苯肼
（红棕色λ=505nm）

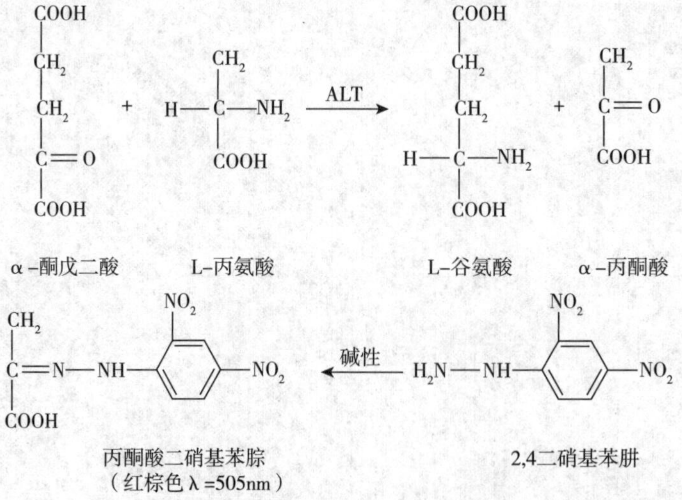

【实验试剂】

1. IFCC 推荐法测定试剂盒，试剂主要成分详见说明书

（1）R1：Tris-HCl 缓冲液 100mmol/L，L-丙氨酸 500mmol/L，NADH 0.18mmol/L，LD 1200U/L。

（2）R2：α-酮戊二酸 15mmol/L。2~8℃冰箱密闭避光保存可稳定 12 个月，开瓶后 2~8℃可稳定 1 个月。

（3）酶校准物：应溯源到参考方法的校准品，由试剂盒配套提供。

2. 改良赖氏法测定 ALT

（1）基质缓冲液：精确称取 DL-丙氨酸 1.79g，α-酮戊二酸 29.2mg，溶于 0.1mol/L 磷酸盐缓冲液约 50ml 中，用 1mol/L NaOH 调 pH 至 7.4，再加磷酸盐缓冲液至 100ml，4~6℃保存，该溶液可稳定 2 周。每升底物缓冲液中可加入麝香草酚 0.9g 或加氯仿防腐，4℃保存。（DL-丙氨酸最终浓度 200mmol/L、α-酮戊二酸最终浓度 2.0mmol/L）

（2）1.0mmol/L 2,4-硝基苯肼溶液：称取 2,4-二硝基苯肼（AR）19.8mg，溶于 1.0mol/L 盐酸 100ml，置棕色玻璃瓶中，室温保存。

（3）0.4mol/L NaOH 溶液：称取 NaOH 1.6g 溶解于蒸馏水中，并加蒸馏水至 100ml，置具塞塑料试剂瓶内，室温可长期稳定。

（4）2.0mmol/L 丙酮酸标准液：准确称取丙酮酸钠（AR）22.0mg，置于 100ml 容量瓶中，加 0.05mol/L 硫酸至刻度。此液不稳定，应临用前配制。

3. 样品准备

（1）标本：收集不同病人标本 3 份，分别为高（400~800U/L）、中（50~150 U/L）、低（20~50 U/L）三个浓度，分别标记为 H、M、L。

（2）取样：分别取以上标本一部分（按实验人数计算）与丙酮酸标准液按 1:1 比例混合，分别标记为 H′、M′、L′。

【操作步骤】

按 IFCC 推荐法测定 ALT 方法操作：测定管共 6 管 H、M、L；H′、M′、L′。

表 11-1 IFCC 推荐法测定 ALT 操作步骤

	空白管（B）	测定管（U）	校准管（C）
蒸馏水	12μl		
血清样本		12μl	
校准品			12μl
R1	240μl	240μl	240μl
	混匀，37℃恒温 5min		
R2	60μl	60μl	60μl

混匀，37℃恒温 1 min，测定初始吸光度。然后连续监测吸光度变化，计算吸光度下降速率（-ΔA/min），全自动生化分析仪按设定参数完成检测后，自动计算 ALT 活性浓度（具体操作和计算根据厂商提供说明书进行）。

结果计算　用校准品定标计算式如下：

$$ALT 活力 = \frac{\Delta A_u/\min - \Delta A_B/\min}{\Delta A_c/\min - \Delta A_B/\min} \times C_c \quad (U/L)$$

用计算因子计算如下：$\Delta A/\min = \Delta A_u/\min - \Delta A_B/\min$

$$ADA 活力 = \Delta A/\min \times \frac{10^6}{6220} \times \frac{312}{12} = \Delta A/\min \times 4180 \text{(U/L)}$$

式中，6220 是 NADH 在 pH 7.15，340nm 波长，比色光径 1.0cm 的摩尔吸光度；$\Delta A/\min$ 为每分钟吸光度变化率；10^6 为 mol 换算成 μmol；312/12 为血清稀释倍数。

表 11-2 IFCC 推荐法测定结果

仪器厂牌___	仪器型号___		校准 K 值___		测定日期___	
管号/次数	H	H'	M	M'	L	L'
1						
2						
平均值						

2. 改良赖氏法测定 ALT

（1）标准曲线的制作：

表 11-3 赖氏法测定 ALT 校准曲线绘制

加入物（ml）	1	2	3	4	5
0.1mol/L 磷酸盐缓冲液	0.1	0.1	0.1	0.1	0.1
2.0mmol/L 丙酮酸标准液	0.0	0.05	0.10	0.15	0.20
基质缓冲液	0.50	0.45	0.40	0.35	0.30
2,4-二硝基苯肼溶液	0.5	0.5	0.5	0.5	0.5
混匀，37℃水浴 20min					
0.4mol/L NaOH 溶液	5.0	5.0	5.0	5.0	5.0
相当于酶活性浓度（卡门单位）	0.0	28	57	97	150

（2）标本的测定：在测定前取适量的底物溶液和待测血清，37℃水浴预温 5min 后使用。具体操作按表 11-4 进行。

表 11-4 赖氏法测定 ALT 操作步骤

加入物（ml）	对照管	测定管
血清	0.1	0.1
基质缓冲液	—	0.5
混匀后，置 37℃准确保温 30min		
2,4 二硝基苯肼溶液	0.5	0.5
基质缓冲液	0.5	—
混匀后，置 37℃保温 20min		
0.4mol/L NaOH 溶液	5.0	5.0

因管数较多，对照管可用空白管代替。室温放置 5min，在波长 505nm 处以蒸馏水调零，读取各管吸光度。

结果计算

表 11-5 赖氏法测定结果

管号/次数	H	H'	M	M'	L	L'
1						
2						
平均值						

表 11-6　两种方法测定结果比较

管号	样品	IFCC (a)	赖氏法 (b)	偏差1 a-b	偏差2
1	H				
2	H'				1-2
3	M				
4	M'				3-4
5	L				
6	L'				5-6

* 偏差1：不同浓度两种方法测定结果的比较；偏差2反映2种方法对丙酮酸的抗干扰能力

参考区间　男：5~40U/L；女：5~35U/L；新生儿是健康成人正常上限的2倍，出生后约3个月降至成人水平。

【临床意义】

1. 增高　急性病毒性肝炎时可明显升高；肝炎恢复期，转氨酶转入正常，但在100U/L左右波动或再度上升为慢性活动性肝炎；慢性活动性肝炎或脂肪肝可轻度增高（100~200U/L），且 AST > ALT；肝硬化、肝癌时，ALT 有轻度或中度增高，提示可能并发肝细胞坏死，预后严重；其他原因引起的肝损害，如心功能不全时，肝淤血导致肝小叶中央带细胞的萎缩或坏死，可使 ALT、AST 明显升高；其他疾病如骨骼肌损伤、多发性肌炎等亦可引起 ALT 升高。另外，某些化学药物如氯丙嗪、苯巴比妥、四氯化碳、砷剂等可不同程度地损害肝细胞，引起 ALT 的升高，部分 ALT 升高与脂肪肝、饮用酒精有关。

2. 降低　一般无临床意义，但重症肝炎或亚急性重型肝炎时，由高转氨酶活性转为降低，表明肝细胞坏死后增生不良，预后不佳。

【注意事项】

1. IFCC 推荐法

（1）副反应：ALT检测中有两个副反应其一是血清中的游离α-酮酸（如丙酮酸）可消耗NADH；其二是血清中谷氨酸脱氢酶（GLDH）增高时，在有氨离子存在的条件下，可消耗NADH，使340 nm处吸光度下降值（-ΔA/min）增加，使测定结果偏高。因此，在单试剂检测系统中必须要有足量的LD，才能保证α-酮酸引起的副反应在规定的延滞期内进行完毕。

（2）单试剂法和双试剂法：都可用于常规检测，但要特别注意辨别真假双试剂。假的双试剂在试剂1中不含NADH，在孵育期因没有NADH参与，不能消除α-酮酸的影响。

（3）试剂空白吸光度：用蒸馏水代替血清，如果试剂空白吸光度下降到1.0，表明NADH大约下降了50%，不能保证ALT检测的线性范围。

（4）试剂空白速率：用蒸馏水代替血清测定ALT活力应小于5 U/L。造成试剂空白测定值的原因是：LD（工具酶）制品中含有微量的ALT（杂酶）以及NADH的自发氧化所引起的，在计算时应扣除空白值。

2. 改良赖氏法

（1）基质液配制：基质液中的α-酮戊二酸与显色剂2,4-二硝基苯肼也能呈色，因此称量必须很准确，每批试剂的空白管吸光度上下波动不应超过0.015A，如超出此范围，应检查试剂及仪器等方面问题。

（2）卡门单位：赖氏方法存在底物浓度不足，酶作用产生的丙酮酸的量不能与酶活性成正比，故没有制定自身的单位定义，而是以实验数据套用速率法的卡门单位。赖氏法校正曲线所定的单位是用比色法的实验结果和卡门分光光度法实验结果作对比后求得的，以卡门单位报告结果。定义为血清1ml，反应液的总体积3ml，反应温度25℃，波长340nm，光径1.0cm，每分钟吸光度下降0.001A为一个卡门单位（相当于0.48U）。赖氏法的测定温度原为40℃，校正曲线只到97个卡门单位，后来改用37℃测定将校正曲线延长至150卡门单位。

（3）线性范围：赖氏比色法测定由于受底物α-酮戊二酸浓度和2,4-二硝基苯肼浓度的不足以及反应产物丙酮酸的反馈抑制等因素影响，校正曲线不能延长至200卡门单位。当血清标本酶活力超过150卡门单位时，应将血清用0.145mol/L NaCl溶液稀释后重测，其结果乘以稀释倍数。

（4）操作要点：要保证每个测定管在37℃孵育30min后加入2,4-二硝基苯肼溶液，并立即充分混匀，达到终止反应的作用。呈色的深浅与NaOH的浓度密切相关，各管加入NaOH溶液的方法和速度要一致，否则会导致吸光度读数的差异。

【思考题】

1. 简述改良赖氏法标准曲线制作特点。
2. 从最适条件理论比较改良赖氏法与IFCC推荐法的方法性能。为何2种方法测定结果在中低值比较符合，高值改良赖氏法结果明显偏低？
3. IFCC推荐法为何能抗内源性丙酮酸的干扰？

（沈财成）

实验十二 脱氢酶指示系统测定生化物质

一、脱氢酶指示系统直接法测定血液乳酸

乳酸由丙酮酸还原而成，是葡萄糖无氧酵解的终产物。主要来源于骨骼肌、脑、皮肤、肾髓质和红细胞。血液中乳酸的浓度和产生乳酸的速率以及肝脏对乳酸的代谢速度有关，约65%乳酸由肝脏利用。血液乳酸的测定可与其他临床和实验室资料相结合，用以评价糖代谢状况。

【实验目的】

掌握乳酸脱氢酶法测定血液乳酸的基本原理。熟悉其临床意义及注意事项。

【实验背景】

测定乳酸的方法有乳酸氧化酶法、酶电极感应器法和乳酸脱氢酶法。乳酸氧化酶法是根据乳酸在乳酸氧化酶（Lacticoxidase）的催化下氧化生成丙酮酸和H_2O_2，后者参与Trinder反应生成醌亚胺色素。氧化酶法无需制备无蛋白滤液，操作简单、快速，适宜常规应用。酶电极感应器法是利用乳酸氧化酶催化产物H_2O_2，经铂电极催化电离并在铂－银电极间形成微电位差和微电流，其强度与乳酸浓度成正比。酶电极感应器法快速、简便、准确，适合于床旁、出诊及运动医学中的测定，但该检测需要专用仪器。本实验主要向大家介绍乳酸脱氢酶法测定血液乳酸。本法抗干扰能力强、特异性高、操作简便，严格按取样程序采血，正偏差小，是目前临床实验室测定血液乳酸的首选方法。

【实验原理】

乳酸脱氢酶法测定血液乳酸的反应式如下：

$$L-乳酸 + NAD^+ \xrightarrow{LD\ (pH\ 9.6)} 丙酮酸 + NADH + H^+$$

反应生成的NADH与乳酸为等物质的量，在340nm波长下测定NADH的吸光度，可计算出血液中乳酸含量。

【实验试剂】

1. Tris－硫酸肼缓冲液（pH 9.6） 称取三羟甲基氨基甲烷（Tris）4.79g，EDTA－Na_2 0.93g，硫酸肼26g，加入1mol/L氢氧化钠溶液350ml调pH至9.6，再以蒸馏水定容至500ml。4℃保存可稳定8天。

2. 27mmol/L（20mg/ml）NAD^+溶液 按需要量用蒸馏水配制，4℃保存可稳定48h。

3. LD溶液（1500U/ml） 市售LD原液，用生理盐水稀释成1500U/ml。

4. 1mmol/L 乳酸标准液 精确称取DL－乳酸锂19.2mg（或L－乳酸锂9.6mg），以蒸馏水溶解，加入浓硫酸25μl，并定容至100ml。4℃保存可长期稳定。

5. 30g/L 偏磷酸（MPA） 用少量蒸馏水溶解MPA 3.0g，并定容至100ml，新鲜配制。

6. 50g/L 偏磷酸（MPA） 用少量蒸馏水溶解MPA 5.0g，并定容至100ml，新鲜配制。

【操作步骤】

取试管3只，按表12－1操作。

表12-1 乳酸脱氢酶法测定血液乳酸

加入物（ml）	测定管（T）	标准管（S）	空白管（B）
Tris-硫酸肼缓冲液	2.00	2.00	2.00
偏磷酸溶液（30g/L）	0.10	0.10	0.10
乳酸标准液	—	0.10	—
无蛋白上清液	0.01	—	—
	混匀		
LD溶液	0.03	0.03	0.03
NAD⁺溶液	0.20	0.20	0.20

立即混匀，置室温15min，波长340nm，以空白管调零，读取各管吸光度。

结果计算

$$乳酸（mmol/L） = \frac{测定管吸光度}{标准管吸光度} \times 1.0 \times D$$

D为稀释因子，见注意事项。

参考区间 空腹全血乳酸含量为0.5~1.7mmol/L

【临床意义】

1. 乳酸增高 当乳酸>5mmol/L时称为乳酸酸中毒。乳酸升高见于糖尿病酮症酸中毒、肾衰竭、呼吸衰竭、循环衰竭等组织严重缺氧和低灌注状态。慢性肝病、肝硬化、肝功能衰竭时肝脏清除转化乳酸的能力下降亦可导致血液乳酸增高。激烈运动时可出现生理性乳酸增高（可达11.0mmol/L），恢复时迅速降低。

2. 乳酸降低 较少见。

【注意事项】

1. 标本 ①血液乳酸易受饮食的影响，剧烈运动时乳酸可在短时间内迅速增加，因此采血前，受试者应保持空腹及安静状态至少2h，避免手臂运动，以使血中乳酸浓度达稳定。抽血时不用止血带，不用力握拳。如非用止血带不可，应在穿刺后除去止血带至少等待2min后再抽血。如用全血，抽取后立即注入含冰冷蛋白沉淀剂的试管中。如用血浆测定，抗凝剂用肝素-氟化钠较好（1mg肝素、6mg氟化钠可抗凝5ml全血。氟化钠可防止血液标本在放置期间葡萄糖酵解生成乳酸），草酸钾对LD有一定抑制作用。若用血清，最好用碘乙酸钠做血液保护剂，血标本管置冰浴中送检，尽快分离标本，避免溶血，否则冷冻保存，可反复冻融3次。②标本处理：抽血前应先将试管编号，称重（W_t）并记录。加入MPA（50g/L）6ml，再称重（W_m）后，放入冰浴中。抽血后立即注入上述试管中，每管2ml。颠倒混匀3次，不可产生气泡，待试管温度与室温平衡后，再称重（W_b）。静置至少15min后，4000r/min离心沉淀15min，上清液必须澄清。计算稀释因子D。

$$D = \frac{W_b - W_t}{W_b - W_m}$$

2. 试剂 ①偏磷酸一般是由偏磷酸（HPO_3）和偏磷酸钠（$NaPO_3$）组成的易变混合物。其沉淀蛋白质的能力在4℃仅能维持1周。转变成正磷酸后不能沉淀蛋白质。②一般乳酸锂未标明L-或DL-者，均为DL-型，L-型乳酸锂价格昂贵。

3. 方法 本法不用过氯酸作蛋白沉淀剂。过氯酸不能沉淀黏蛋白，并可干扰丙酮酸的酶法测定，使LD的酶促反应变慢。

【思考题】

1. 乳酸脱氢酶法测定血液乳酸应注意哪些事项？
2. 简述乳酸脱氢酶法测定血液乳酸的原理和临床意义。

二、脱氢酶指示系统酶偶联法测定血清尿素

尿素又称脲，是人体蛋白质代谢的终末产物，不与血浆蛋白结合。体内氨基酸经脱氨基作用分解生成α-酮酸和NH_3，NH_3在肝细胞内进入尿素循环与CO_2生成尿素。尿素的生成量取决于饮食蛋白质摄入量、组织蛋白质分解代谢和肝功能状况，生成的尿素经血液循环主要由肾脏排出，少量尿素可经汗液、胆道排泄。在食物摄入及体内分解代谢比较稳定的情况下，其血液浓度取决于肾脏的排泄能力。因此，血清尿素浓度在一定程度上可反映肾小球的滤过功能。

【实验目的】

掌握脲酶-谷氨酸脱氢酶偶联法测定血清尿素的基本原理。熟悉其临床意义。了解其注意事项。

【实验背景】

测定尿素的方法有化学比色法和脲酶法。化学比色法最常用的是二乙酰一肟显色法，该方法利用二乙酰一肟（Diacetylmonoxime）与尿素直接作用，产生颜色反应。试剂单一，方法简便，灵敏度高，但特异性差，精密度不高，线性范围小，重复性差，试验过程中需强酸、煮沸等反应条件，加热时有异味散出。目前临床实验室已很少应用。脲酶法是利用脲酶将尿素水解产生氨，然后测定氨的产量再换算成尿素含量。根据检测氨量的方法不同，脲酶法分为：脲酶-波氏比色法、脲酶-谷氨酸脱氢酶偶联法、脲酶-离子选择性电极法。脲酶-波氏比色法利用氨在碱性介质中与苯酚（Phenol）及次氯酸钠（Sodium Hypochlorite）反应，经亚硝基铁氰化钠［Sodium nitroferricyanide（Ⅲ）dihydrate，SNP］催化生成蓝色的吲哚酚（indoxyl）阴离子，蓝色吲哚酚的生成量与尿素含量成正比。本法灵敏度高，要求低，血清用量少，不需要沉淀蛋白质，一般用于手工操作测定，适合基层单位开展。

现临床实验室常用脲酶-谷氨酸脱氢酶偶联法测定血清尿素。本法简便、快速，准确度和灵敏度较高，多用于自动分析系统，已在临床上广泛应用。

【实验原理】

脲酶-谷氨酸脱氢酶偶联法测定血清尿素的反应式如下：

$$尿素 + H_2O \xrightarrow{脲酶} 2NH_3 + CO_2$$

$$NH_3 + \alpha\text{-酮戊二酸} + NADH + H^+ \xrightarrow{GLDH} 谷氨酸 + NAD^+ + H_2O$$

NADH在340nm波长处有吸收峰，其吸光度下降的速率与待测样品中尿素的含量成正比。

【实验试剂】

1. 酶试剂 pH 8.0 Tris-琥珀酸缓冲液 150mmol/L，脲酶 8000U/L，谷氨酸脱氢酶（GLDH）700U/L，NADH 0.3mmol/L，α-酮戊二酸 15mmol/L，ADP 1.5mmol/L。

2. 尿素标准贮存液（100mmol/L） 精确称取60~65℃干燥恒重的尿素（MW为60.06）0.6g，溶解于无氨去离子水，并定容至100ml，加0.1g叠氮钠防腐，4℃可保存6个月。

3. 尿素标准应用液（5mmol/L） 取5ml上述贮存液至100ml容量瓶中，用无氨去离子水定容至100ml。

【操作步骤】

1. 自动生化分析仪 两点法，温度37℃，波长340nm，延迟时间30s，读数时间60s。详细操作程序参照仪器和试剂盒说明书。

2. 手工法 取试管3支，按表12-2操作。

表 12-2　脲酶-谷氨酸脱氢酶偶联法测定血清尿素

加入物（ml）	测定管（T）	标准管（S）	空白管（B）
酶试剂	1.0	1.0	1.0
尿素标准应用液	—	0.01	—
血清	0.01	—	—
无氨去离子水	—	—	0.01

混匀后立即在半自动生化分析仪上或附有恒温装置的分光光度计上检测，按照空白管、标准管、测定管依次加入酶试剂混匀，并且加一管测一管。用空白管调零，在 340nm 处监测标准管和测定管的吸光度变化速率 $\Delta A/min$，延迟时间 30s，读数时间 60s。

结果计算

$$血清尿素含量（mmol/L）= \frac{\Delta 测定管吸光度}{\Delta 标准管吸光度} \times 5$$

参考区间　健康成年人血清尿素浓度：$1.7 \sim 8.3 mmol/L$。

【临床意义】

1. 血清尿素增高

（1）生理因素：高蛋白饮食引起血清尿素浓度和尿液排出量显著增高。血清尿素浓度男性比女性平均高 $0.3 \sim 0.5 mmol/L$，并随着年龄增加有增高倾向。成人日间生理变异平均为 $0.63 mmol/L$。妊娠妇女由于血容量增加，尿素浓度比非孕妇低。

（2）病理因素：①肾前性：最重要的原因是失水，因血液浓缩使肾血流量减少，肾小球滤过率减低而致血液尿素浓度增加。见于剧烈呕吐、幽门梗阻、肠梗阻和长期腹泻等。②肾性：急性肾小球肾炎、肾病晚期、肾功能衰竭、慢性肾盂肾炎及中毒性肾炎等影响肾小球滤过的疾病，都可使血液尿素含量增高。③肾后性疾病：前列腺肥大、尿路结石、尿道狭窄、膀胱肿瘤致使尿道受压等都可使尿路阻塞，引起血液中尿素含量增加。

2. 血清尿素降低　较少见，严重肝病如急性黄色肝萎缩、肝硬化、肝炎合并广泛性坏死，导致尿素合成减少可使血液尿素浓度降低。

【注意事项】

1. 血液标本最好用血清，含 NaF 的血浆由于脲酶活性被抑制可致结果偏低。
2. 血红蛋白对测定有一定的干扰，应避免标本溶血。
3. 在 340nm 波长下以去离子水调零，试剂空白的吸光度应大于 1.0，试剂混浊或吸光度低于 1.0 的不宜使用。采用液体型双试剂有利于试剂稳定。
4. 测定过程中，各种器材和去离子水均应无氨离子污染，防止交叉污染，否则结果偏高。
5. 本法易受内源性脱氢酶和还原型辅酶的干扰，需采用含 LD 抑制剂（如高浓度丙酮酸）的双试剂法来测定，否则测定结果偏高。
6. 血氨升高时，可使尿素测定结果偏高，采用两点速率法能较好地消除内源性氨的干扰。

【思考题】

1. 脲酶-谷氨酸脱氢酶偶联法测定血清尿素的基本原理是什么？
2. 简述脲酶-谷氨酸脱氢酶偶联法测定血清尿素的临床意义。

（李彦魁）

实验十三 过氧化物酶指示系统测定生化物质

一、酶偶联终点法测定血清 HDL 及其亚类胆固醇

【实验目的】

掌握酶偶联终点法测定血清 HDL 及其亚类胆固醇的基本原理、临床意义。熟悉 Trinder 反应在临床生化检验中的应用与测定的注意事项。

【实验背景】

体内 HDL 主要在肝脏合成，以逆向转运方式将血液和组织中的胆固醇从周围组织运回肝脏并进行代谢转化。因此，HDL 是抗动脉粥样硬化的因素。HDL 有三个亚类：HDL_1、HDL_2 和 HDL_3。HDL_1 仅在高胆固醇饮食时才会出现，含量极少，HDL_2 含量相对稳定，HDL_3 在机体不同状态下变化较大。因此，HDL 及其亚类胆固醇的检测，可作为心血管疾病危险性评价指标。

HDL 亚类分离方法主要有：超速离心法、聚丙烯酰胺凝胶电泳法和多价阴离子分级沉淀法。其中多价阴离子分级沉淀法具有快速、经济、简便、实用等优点。常用的沉淀剂有硫酸葡聚糖 – 镁（dextran sulfate – Mg^{2+}，DS – Mg^{2+}）、聚乙二醇（polyethylene glycol，PEG）。血清总胆固醇测定的决定性方法为同位素稀释 – 质谱法，参考方法为正己烷抽提 L – B 反应显色法（ALBK 法），常规方法为酶法。目前国内外临床实验室多采用胆固醇氧化酶法。

【实验原理】

以 10% PEG 20000 作为沉淀剂，在 pH 6.5 的条件下沉淀含有 ApoB 的脂蛋白 [包括 VLDL、LDL 和 LP（a）]，则离心后的上清液中仅含有 HDL。在 pH 7.5 的条件下，增加 PEG 20000 的浓度（19%）可使血清中 HDL_2 与含有 ApoB 的脂蛋白一同沉淀，离心后的上清液中仅含有 HDL_3。

采用胆固醇氧化酶法，检测所得上清液胆固醇的化学反应如下：

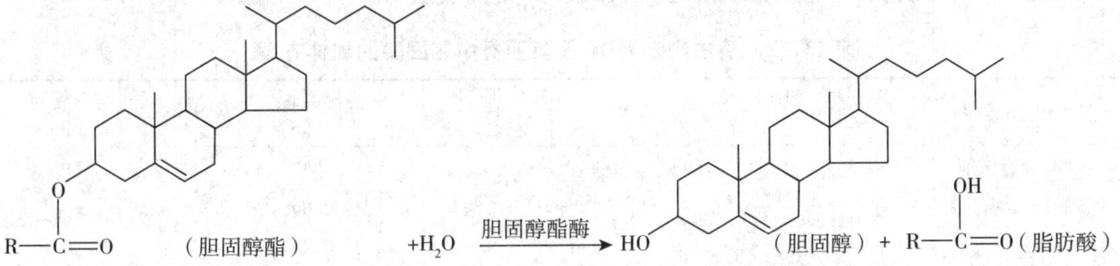

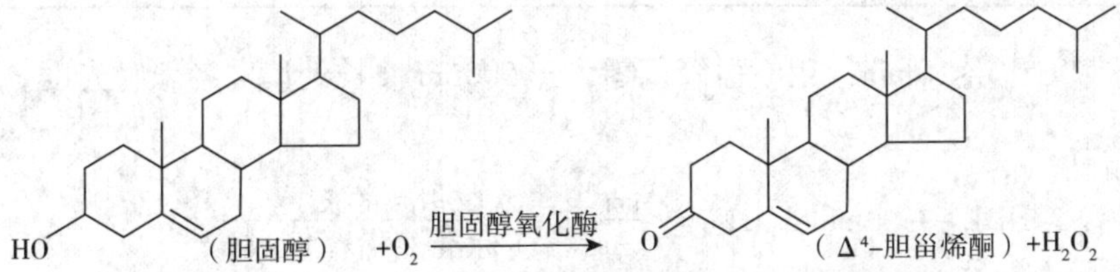

$$\text{(胆固醇酯)} + H_2O \xrightarrow{\text{胆固醇酯酶}} \text{(胆固醇)} + R\text{—}C\text{=}O \text{(脂肪酸)}$$

$$\text{(胆固醇)} + O_2 \xrightarrow{\text{胆固醇氧化酶}} (\Delta^4\text{-胆甾烯酮}) + H_2O_2$$

指示反应为 Trinder 反应,产物颜色深浅与上清液中胆固醇含量呈线性关系。

【实验试剂】

1. 试剂准备

(1) 10% PEG 20000 溶液(HDL 分离剂):称取 PEG 20000 10g,溶于磷酸盐缓冲液(0.1mol/L pH 6.5)中并稀释至 100ml,调节 pH 至 6.50±0.05。

(2) 19% PEG 20000 溶液(HDL_3 分离剂):称取 PEG 20000 19g,溶于磷酸盐缓冲液(0.1mol/L pH 7.5)中并稀释至 100ml,调节 pH 至 7.50±0.05。

(3) 胆固醇液体酶试剂:酶混合试剂组成,见表 13-1。

表 13-1 酶法测定胆固醇的试剂组成

组成成分	浓度
GOOD's 缓冲液	50mmol/L(pH 6.7)
胆固醇酯酶(ChE)	≥200U/L
胆固醇氧化酶(COD)	≥100U/L
过氧化物酶(POD)	≥3000U/L
4-氨基安替比林(4-AAP)	0.3mmol/L
苯酚	5mmol/L

2. 5.17mmol/L(200 mg/dl)胆固醇标准液 称取胆固醇 200mg,异丙醇配成 100ml 溶液,分装后,4℃保存,备用。

【操作步骤】

1. PEG 分离血清 HDL 及其亚类 取试管两支,分别标明 HDL、HDL_3,各加待测血清 0.2ml 及相应的分离剂 0.4ml,混匀,静置 10min,5000r/min 离心 15min,分别吸取上清液 0.3ml 用于测定 HDL 及其亚类中的胆固醇含量。

2. 血清 HDL 及其亚类胆固醇测定 取试管 4 支,按表 13-2 进行操作。

表 13-2 酶法测定 HDL 及其亚类中胆固醇的加样方案

加入物(ml)	HDL-C (U)	HDL_3-C (U)	标准管 (S)	空白管 (B)
酶混合试剂	2.0	2.0	2.0	2.0
胆固醇标准液	—	—	0.06	—
生理盐水	—	—	0.24	0.3
HDL 管上清液	0.3	—	—	—
HDL_3 管上清液	—	0.3	—	—

充分混匀,37℃ 水浴 10min,用空白管调零,于 500nm 波长处读取各管吸光度。

结果计算

$$HDL-C\ (mmol/L) = \frac{A_{HDL-C}}{A_S} \times \frac{标准液浓度}{(标准液稀释倍数)} \times 3$$

$$HDL_3-C\ (mmol/L) = \frac{A_{HDL3-C}}{As} \times \frac{标准液浓度}{5\ (标准液稀释倍数)} \times 3$$

$$HDL_2-C\ (mmol/L) = HDL-C - (HDL_3-C)$$

参考区间

HDL-C：男 1.28±0.33mmol/L；女 1.37±0.33mmol/L。

HDL_2-C：男 0.53±0.19mmol/L；女 0.62±0.22mmol/L。

HDL_3-C：男 0.75±0.17mmol/L；女 0.75±0.16mmol/L。

HDL_2-C 约占 HDL-C 的 40%，HDL_3-C 约占 60%。

因实验条件的差异，各实验室应建立自己的参考区间。

【临床意义】

心血管疾病的发病率与血清 HDL-C 水平呈负相关。HDL-C 低于 0.9mmol/L 是心血管疾病的危险因素，在预测心血管疾病的危险因素中，HDL-C 下降比 TC 和 TG 升高更有意义。

HDL-C 下降多见于脑血管疾病、冠心病、糖尿病、肝炎、肝硬化等。此外，高 TG 血症、肥胖者、吸烟者亦常伴有低 HDL-C 血症。适量饮酒和长期体力劳动者可见升高，HDL-C 含量过高（超过 2.6mmol/L）也属于病理状态，通常被定义为高 HDL 血症。

HDL_2 胆固醇（HDL_2-C）降低见于动脉粥样硬化、糖尿病等，其下降比率大于 HDL-C。因此，HDL_2-C 亚类与心血管疾病的相关程度比 HDL-C 更密切；HDL_2-C 降低亦可作为心血管疾病的危险指标。

【注意事项】

1. 沉淀后上清液应清澈，严重浑浊时可导致 LDL 和 VLDL 沉淀不完全，此时可将血清以生理盐水作 1:1 稀释后再行沉淀。

2. 血红蛋白高于 2g/L 时可引起正干扰；胆红素高于 0.1g/L 时有明显负干扰；血中维生素 C 与甲基多巴浓度高于治疗水平时，会使结果降低。

3. 离心过程中产生的高热可使沉淀不完全，最好用低温离心机。离心后应立即吸取上清液并在 4h 内完成胆固醇测定，否则会使检测结果偏高。

4. 本方法测定胆固醇，线性范围 ≤19.38mmol/L（750mg/dl），如果超过范围，以生理盐水稀释后再测定。

5. PEG 黏度较大，移取试剂时，可使用倒退移液法并用吸水纸擦净吸管外壁，以减小误差。

【思考题】

1. 简述胆固醇氧化酶法检测血清总胆固醇的原理。
2. 简述检测 HDL 及其亚类胆固醇的临床意义。

二、肌氨酸氧化酶法测定血清肌酐

【实验目的】

掌握肌氨酸氧化酶法测定血清肌酐的基本原理与临床意义。熟悉测定的注意事项。

【实验项目背景】

肌酐是肌酸的能量代谢产物，由肾脏清除，肾小管几乎不重吸收。血清肌酐用于评价肾小球滤过功能，是反映肾小球滤过率（GFR）的中度敏感指标。

血清肌酐的测定方法主要有三大类：化学法、酶法和高效液相色谱法。化学法大多是基于 1886 年 Jaffe 建立的碱性苦味酸显色反应（Jaffe 反应），但 Jaffe 反应存在能对肌酐测定造成干扰的非肌酐物质，通常称为假肌酐，因此特异性较差。酶学方法成本较高，但与苦味酸法相比，方法特异性高，结果准确，适用于各种自动分析仪。高效液相色谱法特异性高，准确性好，一般作为参考方法。目前，肌氨酸氧化酶法是临床实验室测定血清肌酐的常规方法。

【实验原理】

采用肌氨酸氧化酶法，检测血清肌酐的化学反应如下：

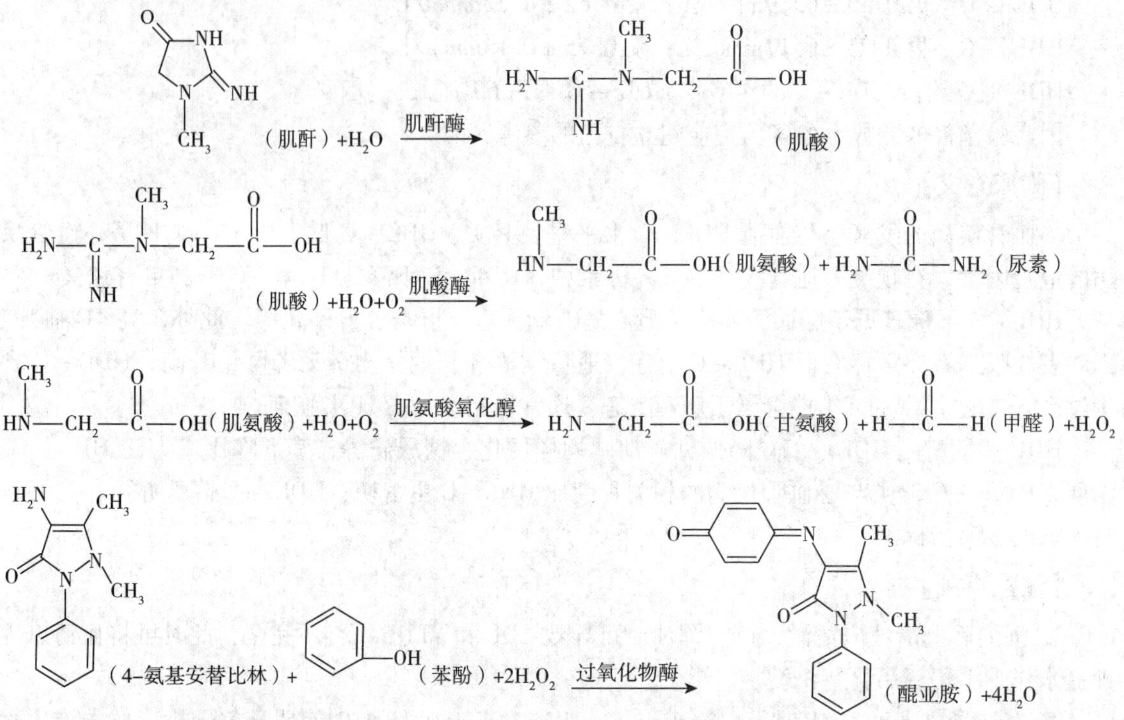

(肌酐)+H₂O $\xrightarrow{肌酐酶}$ (肌酸)

(肌酸)+H₂O+O₂ $\xrightarrow{肌酸酶}$ (肌氨酸)+H₂N-C-NH₂(尿素)

(肌氨酸)+H₂O+O₂ $\xrightarrow{肌氨酸氧化酶}$ (甘氨酸)+H-C-H(甲醛)+H₂O₂

(4-氨基安替比林)+ (苯酚)+2H₂O₂ $\xrightarrow{过氧化物酶}$ (醌亚胺)+4H₂O

指示反应为 Trinder 反应，产物颜色深浅与肌酐含量呈线性关系。

【实验试剂】

1. 试剂 肌氨酸氧化酶法测定肌酐，采用液体酶双试剂，试剂的组成见表 13-3。

表 13-3 酶法测定肌酐的试剂组成

组成成分	浓度
试剂 1：	
N-三羟甲基代甲基-3-氨基丙磺酸缓冲液	30mmol/L（pH 8.1）
肌酸酶（微生物）	≥20kU/L
肌氨酸氧化酶（微生物）	≥8kU/L
抗坏血酸氧化酶（微生物）	≥2kU/L
2，4，6-三碘-3-羟基苯甲酸（HTIB）	5.9mmol/L
试剂 2：	
N-三羟甲基代甲基-3-氨基丙磺酸缓冲液	50mmol/L（pH 8.0）
肌酐酶（微生物）	≥30kU/L
过氧化物酶（POD）	≥1kU/L
4-氨基安替比林（4-AA）	2.0mmol/L
亚铁氰化钾	163μmol/L

2. 肌酐标准液 也可用定值参考血清作标准。

【操作步骤】

取 3 支试管,按表 13-4 进行操作。

表 13-4 酶法测定肌酐操作步骤

加入物(ml)	空白管(B)	标准管(S)	测定管(T)
试剂 1	2.0	2.0	2.0
标准液或定值血清	—	0.05	—
血清	—	—	0.05
蒸馏水	0.05	—	—
试剂 2	1.0	1.0	1.0

试剂 1 混匀,37℃保温 5min,以蒸馏水调零,在 546 nm 波长处读取各管吸光度,分别记为 $A_{测定1}$、$A_{标准1}$、$A_{空白1}$。

试剂 2 混匀,37℃保温 5min,以蒸馏水调零,在 546 nm 波长处读取各管吸光度,分别记为 $A_{测定2}$、$A_{标准2}$、$A_{空白2}$。

结果计算

$$肌酐(\mu mol/L) = \frac{[A_{测定2} - A_{测定1} \times K] - [A_{空白2} - A_{空白1} \times K]}{[A_{标准2} - A_{标准1} \times K] - [A_{空白2} - A_{空白1} \times K]} \times 标准液浓度$$

$$K = \frac{标本体积 + 试剂1体积}{反应液总体积} = \frac{2050\mu l}{3050\mu l} = 0.672$$

参考区间

成年男性:65~115μmol/L;成年女性:45~80μmol/L。

因实验条件的差异,各实验室应建立自己的参考区间。

【临床意义】

1. 生理性变化 肌酐水平受年龄、性别、体重、肌肉量等生理因素影响。50 岁后由于肾功能生理性衰退,约增加 8.84~17.7μmol/L。日内生理性波动约 10%,15~19 时最高,一般推荐上午采血。进食肉类食物血浓度改变不大,尿肌酐排泄量增加。

2. 病理性变化

(1) 升高:①GFR 降低或肾血流量减少:急性肾小球肾炎、慢性肾炎代偿期、急性(慢性)肾功能不全;充血性心力衰竭、休克、灼伤、各种原因的失水。②肌肉量增大:肢端肥大症、巨人症、健美运动员。

(2) 降低:①清除增多:见于尿崩症、妊娠。②产生减少:肌肉萎缩、肌营养不良、恶病质;甲状腺功能亢进症、肝功能障碍(合成减少);废用性肌萎缩症;长期卧床、老年人、肌肉活动减少。

【注意事项】

1. 样品因素对检测结果的影响 ①胆红素<0.4g/L,血红蛋白<5g/L,抗坏血酸<0.2g/L 对测定值无影响。②为降低胆红素和维生素 C 对 Trinder 反应的干扰,可在试剂中加入亚铁氰化钾和抗坏血酸氧化酶进行消除。③测定高免疫球蛋白标本时,加入第一试剂后,有时会产生混浊,出现异常值。

2. 试剂 如果试剂混浊,或在 546 nm 波长下以蒸馏水为空白,试剂吸光度大于 0.2 时,请勿使用。不同批号试剂,不能混用。

3. 试剂避免直接接触皮肤和黏膜 误入眼、口中或沾染到皮肤上需立即用清水彻底冲洗,必要时到医院就诊。

【思考题】

1. 简述肌氨酸氧化酶法测定血清肌酐的原理。
2. 简述肌氨酸氧化酶法测定血清肌酐的方法学评价。

(陈 强)

三、尿酸酶－过氧化物酶偶联法测定血清尿酸

尿酸（uric acid，UA）是嘌呤代谢的终产物，既可以来自体内，也可以来自于食物中嘌呤的分解代谢，主要在肝脏中产生，小部分尿酸可经肝脏随胆汁排泄，其余大部分均从肾脏排泄。UA 分子量仅 168，不与血浆蛋白质结合，自由滤过肾小球，也可经近端肾小管排泌。原尿中 90% 尿酸被肾小管重吸收。因此，排除外源性尿酸干扰，血尿酸可以反映肾小球滤过功能和肾小管重吸收功能。由于尿酸的肾清除值很低，而且尿酸的溶解度也很低，当血尿酸浓度超过参考区间时，易沉积于软组织、软骨和关节等处，引起痛风，也可在尿道析出结晶，形成尿道结石。

【实验目的】

熟悉尿酸酶－过氧化物酶偶联法测定血清尿酸的基本原理和操作过程。了解尿酸酶－过氧化物酶偶联法测定血清尿酸的影响因素。

【实验背景】

尿酸测定方法可分为尿酸酶紫外法、尿酸酶－过氧化物酶偶联法及磷钨酸法三类。其中以尿酸酶紫外法的分析性能最为优越，是尿酸测定的参考方法。磷钨酸法先用血清或血浆制备无蛋白滤液再进行测定，方法繁琐，需手工测定，现在临床已较少应用。自动化分析可用尿酸酶－过氧化物酶偶联法，无需做无蛋白滤液。另外，较为先进的方法有高压液相层析法和质谱法。

【实验原理】

尿酸酶氧化尿酸，生成尿囊素和 H_2O_2，在过氧化物酶催化下，H_2O_2 使 3,5 二氯 2-羟苯磺酸（DHBS）和 4-氨基安替比林（4-AAP）缩合成红色醌类化合物（Trinder 反应），尿酸浓度与波长 520nm 吸光度成正比。

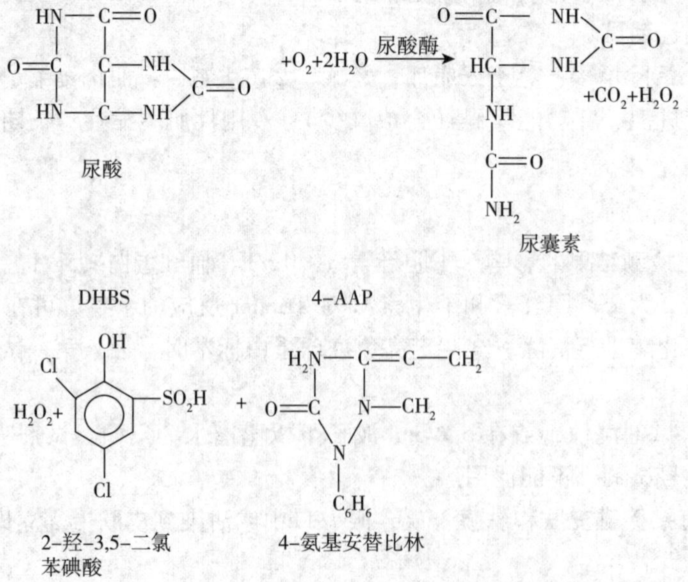

$$尿酸 + O_2 + H_2O \xrightarrow{尿酸酶} 尿囊素 + CO_2 + H_2O_2$$

$$2H_2O_2 + 4\text{-}AAP + DHBS \xrightarrow{POD} 醌亚胺$$

【实验试剂】

1. 酶混合试剂 尿酸酶 160U/L,过氧化物酶 1500U/L,4-AAP 0.4mmol/L,DHBS 2mmol/L,磷酸盐缓冲液（pH 7.7）100mmol/L。

2. 6.0mmol/L 尿酸标准储存液 碳酸锂 60mg 溶解在 60℃去离子水 40ml 中,加入尿酸（$O_5H_4O_3N_4$,MW168.073）100.9mg,待溶解后冷却至室温,移入 100ml 容量瓶中,加甲醛 2ml,用去离子水定容。棕色瓶中保存。

3. 300μmol/L 尿酸标准应用液 取尿酸标准储存液 5.0ml、乙二醇 33ml 用去离子水稀释至 100ml。

【操作步骤】

1. 按表 13-5 操作。

表 13-5 尿酸酶法测尿酸操作步骤

加入物（ml）	空白管（B）	标准管（S）	测定管（U）
血清	—	—	0.1
标准液	—	0.1	—
蒸馏水	0.1	—	—
酶试剂	1.5	1.5	1.5

混合,置室温 10min,在 520nm 波长以空白管调零,读取各管的吸光度。

结果计算

$$血清尿酸\ \mu mol/L = \frac{A_W}{A_B} \times 300$$

参考区间 男性 150~416μmol/L,女性 89~357μmol/L。

【临床意义】

若能严格禁食含嘌呤丰富食物 3 天,排除外源性尿酸干扰再采血,血尿酸水平改变较有意义。尿酸测定主要用于各种原因引起的高尿酸血症和痛风症。

1. 血尿酸浓度升高 ①排出减少:肾小球滤过功能损伤,因尿酸通过肾排泄特点,其比血肌酐和血尿素检测在反映早期肾小球滤过功能损伤上敏感。②生成异常增多:常见为遗传性酶缺陷所致的原发性痛风,以及多种血液病、恶性肿瘤、多发性骨髓瘤等因细胞大量破坏所致的继发性痛风。此外亦见于长期使用利尿剂和抗结核药吡嗪酰胺、慢性铅中毒和长期食富含核酸的食物等。

2. 血尿酸浓度降低 各种原因致肾小管重吸收尿酸功能损害,尿中大量丢失,以及肝功能严重损害尿酸生成减少。如范可尼综合征、急性重型肝炎、肝豆状核变性等。此外,慢性镉中毒、使用磺胺及大剂量糖皮质激素、参与尿酸生成的黄嘌呤氧化酶、嘌呤核苷酸化酶先天性缺陷等，亦可致血尿酸降低。

【注意事项】

1. 特异性和干扰　尿酸酶对尿酸催化的特异性高，但POD催化反应特异性较差，而且因血清尿酸浓度较低，一些还原性物质如维生素C和胆红素对尿酸测定的负干扰，比起对葡萄糖、胆固醇和甘油三酯更明显。临床上高胆红素标本较多见，若试剂中加入亚铁氰化钾可部分消除这种负干扰。维生素C氧化酶可防止维生素的干扰。

2. 尿酸在水中溶解度低（0.06g/L，37℃），但在碱性碳酸盐中易溶解，故配制标准液时可加入碳酸锂或碳酸钠助溶。

3. 尿酸标准浓度在178.6~713.8μmol/L范围内线性良好，回收率94.6%~102.3%。

【思考题】

1. 血清尿酸测定的临床意义。
2. 本法测定影响因素有哪些？

(李艳　郭健)

实验十四　酶循环法测定生化物质

一、酶循环法测定血清总胆汁酸

总胆汁酸（total bile acid，TBA）是胆固醇在肝脏降解的主要代谢产物，是胆汁的重要组成成分，有助于脂质在肠道的消化吸收。从来源上可分为初级胆汁酸和次级胆汁酸。前者包括胆酸（cholic acid，CA）、鹅脱氧胆酸（chenodeoyxcholic acid，CDCA）；后者包括脱氧胆酸（deoyxcholic acid，DCA）、石胆酸（lithocholic acid，LCA），它们又有与甘氨、牛磺结合的形式。肝细胞和胆道与胆汁酸的摄取、合成、转化、分泌和排泄都有密切关系，TBA能反映肝实质损伤和胆道病变。血清TBA是反映肝实质慢性损伤和胆汁淤积的一个灵敏指标，其质和量的变化对肝胆疾病的诊断、鉴别及发病机制研究具有重要价值。

【实验目的】

掌握酶循环法测定血清总胆汁酸的反应原理。了解该项目测定的影响因素和临床意义。学习酶循环法测定总胆汁酸的操作。

【实验背景】

血清TBA测定方法有高效液相色谱法、气相色谱－质谱法、液相色谱－串联质谱法、放射免疫法和酶法等。由于色谱法、放射免疫法、酶荧光法都需要特殊的仪器设备，检测的效率较低，不适合于临床应用。酶法又可分为酶荧光法、酶比色法和酶循环法。其中酶比色法可用自动生化分析仪检测，也可进行手工分析；而酶循环法因灵敏度高、特异性好，适合于自动生化分析仪检测，现已在临床得到广泛应用，已成为临床实验室常规使用的方法。

【实验原理】

标本中胆汁酸被3α－羟类固醇脱氢酶（3α－HSD）及β－硫代烟酰胺腺嘌呤二核苷酸氧化型（Thio－NAD$^+$）特异性氧化，生成3－酮类固醇及β－硫代烟酰胺腺嘌呤二核苷酸还原型（Thio－NADH）。而生成的3－酮类固醇在3α－HSD及试剂中添加的NADH作用下，又生成胆汁酸及NAD$^+$。这样，标本中微量的胆汁酸在多次酶循环过程中被放大，Thio－NADH也同比扩增；在一定的反应时间内，酶循环产生的Thio－NADH与血清中胆汁酸浓度呈正比。在405 nm处测定Thio－NADH吸光度变化值，与校准物进行比较即可计算出胆汁酸含量。反应式如下。

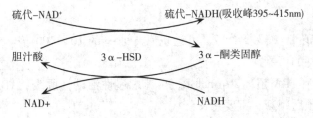

【实验试剂】

1. 试剂准备采用液体酶双试剂，试剂的组成成分与浓度见表14－1。

表14-1 酶循环法测定胆汁酸的试剂组成

试剂组成	浓度
试剂1:	
pH 7.0 Good's 缓冲液	200mmol/L
β-硫代烟酰胺腺嘌呤二核苷酸氧化型（Thio-NAD$^+$）	2.0mmol/L
试剂2:	
pH 7.0 Good's 缓冲液	200mmol/L
3α-羟类固醇脱氢酶（3α-HSD）	15kU/L
β-烟酰胺腺嘌呤二核苷酸还原型（NADH）	3.0mmol/L
叠氮钠	0.6mmol/L

2. 校准物准备 12.19mg甘氨胆酸溶于500ml（经透析的）混合血清中，配成50μmol/L胆汁酸校准物；也可用定值的参考血清作校准物。

3. 仪器准备 具有恒温装置的分光光度计或普通分光光度计、水浴箱。

【操作步骤】

1. 标本准备 新鲜空腹血清或血浆（肝素或EDTA抗凝）标本。静脉血迅速分离血清血浆以减少溶血。血清（浆）室温（20～25℃）放置可稳定8h，在2～8℃可稳定1周，-20℃冷冻可稳定3个月，避免反复冻融。融化标本测定时，应将标本恢复至室内温度后再行测定。

2. 取试管3支，分别标明测定管、标准管和空白管，然后按表14-2操作。

表14-2 酶循环法测定胆汁酸

加入物（ml）	测定管（T）	标准管（S）	空白管（B）
试剂1	0.75	0.75	0.75
校准物或定值血清	—	0.02	—
血清	0.02	—	—
蒸馏水	—	—	0.02
充分混匀，在37℃保温5min			
试剂2	0.25	0.25	0.25

混匀后37℃保温1min，以空白管调零，在405 nm波长处读取各管初始吸光度A_1，再37℃水浴4min后读取吸光度A_2。

结果计算

1. 吸光度变化 $\Delta A = A_2 - A_1$

2. 标本浓度 $TBA\ (\mu mol/L) = \dfrac{\Delta A_T}{\Delta A_S} \times$ 校准品浓度

参考区间 成人空腹血清：0～10μmol/L。建议实验室建立自己的参考区间。

【临床意义】

1. 急性肝炎 血清TBA显著增高，可达正常人水平的10～100倍。若持续不降或反而升高则肝炎有发展为慢性的可能。

2. 慢性肝炎 血清TBA超过20μmol/L，可考虑慢性活动性肝炎；TBA测定对慢性肝炎的鉴别以及疗效监测和预后判断有重要意义。

3. 肝硬化 不同阶段TBA均增高，增高幅度一般高于慢性活动性肝炎。当肝病活动降至最低时，胆红素、转氨酶及碱性磷酸酶等指标可转为正常，但血清TBA仍维持在较高水平上。

4. 乙醇性肝病　血清TBA可增高，增高程度与病情轻重有一定相关性；对肝细胞损伤诊断的可信度和灵敏度优于各种酶学检查和半乳糖耐量试验等指标。

5. 中毒性肝病　血清TBA的诊断灵敏度优于常规肝功能试验；对临床治疗药物所致的急性肝损伤也有辅助诊断意义。

6. TBA测定诊断胆汁淤积有较高灵敏度和特异性　在胆管阻塞的初期，血清中的TBA显著增高，且在阻塞的不同阶段几乎保持不变。肝外阻塞经引流缓解后，血清TBA水平迅速下降，而其他指标则缓慢恢复正常。

在所有肝病中，餐后血清TBA水平及异常率均比空腹时高，故对肝病的诊断餐后TBA测定比空腹时测定更灵敏。连续监测餐后TBA水平可以观察急性肝炎是否存在慢性化转变、是否存在肝纤维化过程。TBA测定对黄疸鉴别诊断意义不大，但Gilbert病时间接胆红素升高，胆汁酸不升高。

【注意事项】

1. 标本干扰　①标本中胆红素＜850μmol/L，血红蛋白＜5g/L，抗坏血酸＜2.84mmol/L，乳酸＜24mmol/L，乳酸脱氢酶＜1000U/L时，偏差均＜±5%，因此几乎不存在内源性干扰。②绝大多数医疗机构测定的是空腹血清中胆汁酸，但TBA浓度在餐后会升高，应注意采血时间。

2. 试剂配方　要求脱氢酶对Thio-NAD$^+$和NADH都应有高亲和力；反应体系的pH和缓冲液应允许正反应（底物氧化）和逆反应（底物还原）都能进行；并且Thio-NAD$^+$和NADH浓度比例合适，数量足够。这样，经过快速循环（约100次/分），在有限的反应时间内，通过胆汁酸的重复反应来增加Thio-NADH的生成量，提高反应灵敏度，保证适当的线性范围。多数商品化试剂盒的线性范围上限低于180μmol/L。

3. 试剂空白　吸光度应不大于0.5（37℃，蒸馏水为空白，405nm波长，1cm光径）。如果试剂混浊，或在405nm波长下以蒸馏水为空白，试剂吸光度大于0.7时，请勿使用。试剂应密闭避光保存。

4. 交叉污染　脂肪酶、胆固醇和甘油三酯等测定试剂中含有胆酸盐，自动生化分析仪检测时如清洗不彻底可引起交叉污染，注意这些项目与TBA测定的顺序编排，必要时设定试剂针、标本针和反应杯的附加清洗程序。

5. 叠氮钠　缓冲液中含有叠氮钠，应避免与皮肤及黏膜接触。如与皮肤接触，应用大量清水冲洗；如溅入眼睛，应立即用清水彻底冲洗，必要时到医院寻求医疗护理。叠氮钠可与铅或铜制管件反应，生成潜在的叠氮爆炸物，处理试剂时应用大量清水阻止叠氮化物的形成。

二、酶循环法测定血清同型半胱氨酸

同型半胱氨酸（homocysteine，HCY）是蛋氨酸代谢的中间产物。正常情况下，HCY在N-甲基四氢叶酸转甲基酶及叶酸的存在下参与机体转硫基、转甲基过程，重新生成蛋氨酸。另外，也可在胱硫醚-β-合成酶催化下与丝氨酸缩合生成胱硫醚，后者进一步生成半胱氨酸和α-酮丁酸。当N-甲基四氢叶酸转甲基酶或胱硫醚-β-合成酶基因突变等遗传因素引起酶的活性降低，或食物营养不足致体内叶酸缺乏时，即可导致高同型半胱氨酸血症（homocysteinemia）。高浓度的HCY形成同型半胱氨酸巯基内酯，后者可与低密度脂蛋白形成复合体，随后被巨噬细胞吞噬，形成泡沫细胞；并可损伤血管内皮，使血管内膜增厚、粗糙、斑块形成，管腔狭窄甚至阻塞管腔，动脉供血不足，加速动脉粥样硬化和冠心病的发生。自发形成的巯基内酯化合物还可以和反式视黄酸共同引起血小板的凝集，同时形成血栓素（TXB2）以及PGF2，从而引起临床上常见的梗死性疾病。

【实验目的】

掌握酶循环法测定血清同型半胱氨酸的反应原理。了解该项目测定的影响因素和临床意义。学习酶循环法测定同型半胱氨酸的操作。

【实验背景】

近年来,HCY 是心脑血管疾病的独立危险因子已成为人们的共识,检测其在血中浓度用于心血管疾病的危险性评估越来越广泛。HCY 的检测方法有高效液相色谱法、荧光偏振免疫法、酶联免疫吸附法、酶循环法等。高效液相色谱法设备要求高、技术操作复杂;荧光偏振免疫法试剂价格昂贵;酶联免疫吸附法检测周期较长,不适合少量标本的检测。而酶循环法因其操作便利、检测高效、成本较低已成为 HCY 临床检测的常规方法。

【实验原理】

1. 还原血清或血浆中同型半胱氨酸以 3 种形式存在:氧化型蛋白 HCY、二聚同型半胱氨酸、还原同型半胱氨酸(仅占 1%)。在三(2-羧乙基)磷氯化氢(TCEP)存在的情况下,被还原为游离的 HCY。

2. 酶转化游离的 HCY 经胱硫酸β-合成酶(CBS)催化,与丝氨酸反应,形成胱硫酸。后者经胱硫酸β-裂解酶(CBL)分解,形成同型半胱氨酸、丙酮酸盐和氨。随后,丙酮酸盐以 NADH 作为辅酶,经乳酸脱氢酶(LDH)催化转变为乳酸盐,同时 NADH 转换为 NAD^+;中间生成的同型半胱氨酸参与反应的再循环,放大了反应。在一定浓度范围内,在 340nm 处测定 NADH 转换为 NAD^+ 的速率与标本中 HCY 的浓度呈线性关系。反应式如下:

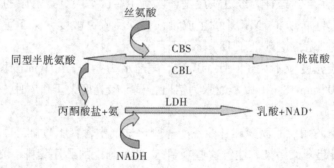

【实验试剂】

1. 试剂

(1) R1:三(2-羧乙基)磷氯化氢(TCEP)0.5mmol/L,β-烟酰胺腺嘌呤二核苷酸还原型(NADH)1.0mmol/L,丝氨酸(SER)1.3mmol/L。

(2) R2:胱硫醚β-合成酶(CBS)>20 KU/L;胱硫醚β-分解酶(CBL)>10 KU/L;乳酸脱氢酶≥800KU/L,叠氮钠稳定剂适量。

2. 校准物 选用商品化试剂盒生产厂商提供的定值校准物,具体浓度详见厂商说明书。

【操作步骤】

1. 标本准备新鲜空腹血清或血浆(肝素锂或 EDTA-K_2抗凝)标本。静脉血采集后尽快置于 2~8℃冷藏,6h 之内分离血清或血浆,并将获得的血清或血浆置于标本杯或其他清洁容器中。血清(浆)在 2~8℃密闭冷藏放置时可稳定近 2 周,-20℃冷冻可稳定 8 个月,避免反复冻融。融化标本测定时,如果出现颗粒物、红细胞或混浊时,应先离心,并待标本恢复至室温后再行测定。

2. 取试管 3 支,分别标明测定管、标准管和空白管,然后按表 14-3 操作。

表 14-3 酶循环法测定同型半胱氨酸

加入物（ml）	测定管（T）	标准管（S）	空白管（B）
试剂 1	0.75	0.75	0.75
校准物或定值血清	—	0.04	—
血清	0.04	—	—
蒸馏水	—	—	0.04
充分混匀，在 37℃ 保温 5min			
试剂 2	0.20	0.20	0.20

混匀后 37℃ 保温 2.5min，以空白管调零，在 340nm 波长处读取各管初始吸光度 A_1，再 37℃ 水浴 3min 后读取吸光度 A_2。

结果计算

1. 吸光度变化 $\Delta A = A_2 - A_1$

2. 标本浓度 $TBA\ (\mu mol/L) = \dfrac{\Delta A_T}{\Delta A_S} \times$ 校准品浓度

参考区间

健康人的血清或血浆中 HCY 浓度因年龄、性别、地理区域和遗传因素不同而呈现一定的差异性，男性高于女性，停经后的妇女高于停经前的女性。成人介于 $5.0 \sim 15.0 \mu mol/L$ 之间。建议各实验室建立自己的正常值范围。

【临床意义】

1. 同型半胱氨酸与多种疾病相关，是心脑血管疾病发生的独立危险因素。有研究表明，高 HCY 水平每升高 $5.0\mu mol/L$，冠状动脉疾病危险度增加 1.6 倍，脑血管疾病危险度增加 1.8 倍，外周血管疾病危险度增加 6.8 倍。

2. HCY 升高可致动脉粥样硬化、心肌梗死、中枢血管疾病、外周血管疾病、脑卒中、早老性痴呆、糖尿病并发症等疾病的危险性上升。

3. 控制血液 HCY 水平 $< 10.0 \mu mol/L$，可降低缺血性心肌损伤和其他缺血性血管疾病的发生。结合叶酸和维生素 B_{12}、B_6 辅助治疗可有效降低因营养缺乏所致的高水平 HCY，从而降低神经管畸形等出生缺陷类疾病。

【注意事项】

1. 标本的前处理是影响测定结果准确度的重要因素。离体血液会因红细胞代谢而引起 HCY 浓度升高，因此采血后宜将标本尽快置于 $2 \sim 8℃$ 冷藏，并尽快分离血清或血浆，冷藏待检。

2. 标本中胆红素 $< 342\mu mol/L$，血红蛋白 $< 5g/L$，甘油三酯（脂肪乳剂溶液）$< 5.65mmol/L$，谷胱甘肽 $< 1.0mmol/L$，蛋氨酸 $< 800\mu mol/L$、半胱氨酸 $< 200\mu mol/L$、丙酮酸盐 $<1.25mmol/L$ 时，干扰所致的偏差均 $\leq \pm 10\%$。但含有颗粒物（纤维蛋白、红细胞或其他物质）的标本以及明显混浊的标本不应用于检测，可能导致不准确的结果。

3. 晚期肾病和患有严重代谢紊乱的患者，其胱硫酸水平会显著升高，重症病例可导致 HCY 测定结果假性升高 20% 以上。

4. 采用包括腺苷蛋氨酸的药物治疗的患者，可能导致标本中 HCY 水平假性升高；接受甲氨蝶呤、立痛定、苯妥英、一氧化二氮、抗惊厥药或氮脲苷乙酯治疗的患者，也可能引起血中 HCY 水平假性升高。其他药物如避孕药、卡马西平、奥卡西平、托吡酯、利巴韦林、干扰素、盐酸司维拉姆等也可对测定造成一定的干扰。

5. 试剂空白吸光度应≥0.8，试剂应置2～8℃密闭避光保存。注意防止试剂中的叠氮钠的危害。

6. 血清铁试剂盒的盐酸羟胺可由于试剂探针或比色杯清洗不彻底而发生交叉污染。常规冲洗程序大多数情况下无法消除该污染，应设置特殊清洗程序，或把含铁试剂盒中的还原剂换成抗坏血酸或在不同的生化分析仪分别测定血清铁和同型半胱氨酸。

7. 谷氨酸脱氢酶法也有厂家在酶转化阶段采用S－腺苷同型半胱氨酸水解酶（SAHase）和谷氨酸脱氢酶（GLDH）作为工具酶，提高了反应的特异性，但试剂成本有所上升。

8. 全自动生化分析仪上采用速率法测定HCY，应进行两点定标。对于超过线性范围上限的高浓度标本，应用0μmol/L校准液进行1:3或1:10稀释后再测。

【思考题】

1. 总胆汁酸测定的影响因素有哪些？如何才能保证TBA测定的准确性？
2. 同型半胱氨酸检测的原理是什么？其临床应用的意义有哪些？

（曾方银）

实验十五　酶激活和酶抑制法测定生化物质

酶激活剂和抑制剂法是根据一些物质可以激活和抑制酶促反应，通过酶促反应动力学发生改变与否来间接检测这些物质的含量的方法。该方法多用于一些钾、钠、锌、钙、镁等无机离子的检测。

一、碳酸酐酶激活法测定锌含量

【实验目的】

掌握碳酸酐酶激活法测定锌含量的原理及临床意义。了解碳酸酐酶激活法测定锌含量的操作方法及注意事项。

【实验背景】

锌（zinc，Zn）是人体必需的微量元素，具有极其重要的生物学功能。锌参与300多种酶的组成，在组织呼吸以及蛋白质、脂肪、糖和核酸等物质代谢中均起重要作用。原子吸收分光光度法测定锌是目前检测锌的参考方法，具有特异性强、灵敏度及准确度均较高等优点。但仪器价格昂贵，基层医院很难开展。碳酸酐酶法测定生物样品中锌含量的方法，克服了化学比色法测定锌存在的试剂空白吸光度高、干扰因素多、准确度差以及水合氯醛、氰化钾等试剂具有毒害性等方法学的缺陷，具有操作简便快速、灵敏度高、准确度高、特异性强、试剂稳定等优点。各项方法学性能均达到所规定的要求，适合于自动生化分析仪检测。血清、发样、尿液经预处理后均可采用此法测锌。

【实验原理】

锌是碳酸酐酶（CA）的辅助因子，碳酸酐酶失去锌离子成为脱辅基的碳酸酐酶（apoCA）后即不具有催化活性，而当它与锌离子重新结合后又可获得催化活性。碳酸酐酶催化醋酸对硝基酚生成黄色对硝基酚，在405nm附近有吸收峰。在一定反应时间内，生成的对硝基酚吸光度变化速率与锌浓度成正比，与校准浓度比较后可计算出生物样品中锌的含量。

$$醋酸对硝基苯酚 \xrightarrow{CA} 对硝基酚 + CH_3COOH$$

【实验试剂】

1. 锌螯合缓冲液（透析液）　12.59g（0.075mol）吡啶-2,6-二羧酸溶于950ml去离子水中，再加入24g（0.2mol）NaH_2PO_4，再用1mol/L NaOH溶液调节pH至7.4，最后将溶液的体积加至1000ml，此溶液用于透析去除碳酸酐酶中的锌离子。

2. 0.5mol/L Tris-HCl 缓冲液（R1）　30.3g Tris溶于450ml去离子水中，再用1mol/L HCl调节pH至8.0，然后用去离子水定容至500ml。

3. 去辅基碳酸酐酶（apoCA）（R2）　称取100mg商品化小牛血CA，溶于10ml 0.2mol/L，pH 7.4的PBS溶液中，再将此溶液灌入透析袋中，置于4℃透析24h。然后移去透析液，换入去离子水再透析48h（其间需换3次重蒸水）。透析好的酶即为apoCA，用0.5% NaCl稀释成3mg/ml，以NaN_3防腐。

4. 底物溶液（R3） 0.055g 醋酸对硝基酚溶于 2ml 乙腈中，溶解后用去离子水定容至 100ml，配制 3mmol/L 醋酸对硝基酚溶液，保存于 4℃备用。

5. 锌标准液

(1) 锌标准贮存液（15.3mmol/L）：精确称取纯氧化锌 124.5mg 于 10ml 去离子水中，加浓硝酸 0.1ml，然后用去离子水加至 100ml。

(2) 锌标准应用液（15.3μmol/L）：取锌标准贮存液 1.0ml，用去离子水稀释至 1000ml。

【操作步骤】

1. 样品处理 用不锈钢剪剪取枕后距发际 2～3mm 以上毛发 1cm。每份发样约 0.5g。用常规法洗涤，干燥后，取头发 0.2g 加入 0.5ml 30% H_2O_2 过夜，电热板烤干，置马弗炉 500℃ 灰化 1.5h。灰化后加入 2.5ml 的 0.1mol/L HCl。取出预先处理过的头发溶解液 0.1ml，加入 0.9ml 的 0.01mol/L NaOH 稀释备用。

2. 按表 15-1 操作

表 15-1 碳酸酐酶激活法测定锌含量操作步骤

试剂（ml）	B 管	S 管	U 管
R1	2.0	2.0	2.0
R2	0.6	0.6	0.6
锌标准应用液	—	0.1	—
样品液	—	—	0.1
去离子水	0.1	—	—
37℃，5min			
R3	0.6	0.6	0.6

波长 405nm，以 B 管调零，记录吸光度值 A_1，3min 再次记录吸光度值 A_2，分别计算出 3min 的吸光度变化 ΔA_S 和 ΔA_U 值。

结果计算 每个碳酸酐酶（CA）结合一个锌离子，因此复活的 CA 和锌离子的摩尔数相等。样品管中 CA 活性可通过吸光度值计算，公式如下：

$$C_U = C_S \cdot \Delta A_U / \Delta A_S$$

此法也可测定血中和尿中的锌含量，检测血清样本时应加入等量 5% 三氯醋酸使血清中蛋白变性并使锌离子解离出来。尿样中加等量 3% 三氯醋酸即可。

参考区间 成人发锌 1.06～3.04μmol/L。成人血清锌 9.0～20.7μmol/L。

【临床意义】

1. 血清锌降低 常见于酒精中毒性肝硬化、肺癌、心肌梗死、慢性感染、营养不良、恶性贫血、胃肠吸收障碍、妊娠、肾病综合征及部分慢性肾功能衰竭患者。儿童缺锌可出现食欲不振、嗜睡、发育停滞和性成熟延缓等现象。

2. 血清锌增高 常见于工业污染引起的急性锌中毒。

【注意事项】

1. 本法测定锌时应用的是酶促反应两点速率法测定酶的活性来间接反应物质含量，因此当底物加入反应体系后，应尽快在酶促反应线性期内读取数值。

2. 血锌、发锌、尿锌三项指标浓度之间无相关性。

3. 酶的活性有线性范围，当锌浓度超出 0～61.2μmol/L 时，应稀释样品再进行检测。

4. 孵育是为了使锌离子与脱辅基碳酸酐酶能有足够的作用时间，有利于无活性的碳酸酐酶充分复活，使加入底物后，酶促反应的延滞期缩短。

【思考题】
1. 酶激活法测定锌离子的原理。
2. 血清锌降低的临床意义有哪些？

二、乙酰胆碱酯酶抑制法测定有机磷

【实验目的】
掌握乙酰胆碱酯酶抑制法测定有机磷的实验原理及临床意义。了解乙酰胆碱酯酶抑制法测定有机磷的操作方法及注意事项。

【实验背景】
有机磷类农药是目前我国广泛应用的杀虫剂之一，其毒性较强，可通过不同途径进入人体与乙酰胆碱酯酶（acetylcholinesterase，AChE）结合从而抑制其分解作用，使其产物神经传递介质——乙酰胆碱积累而影响正常的神经传导，引起中毒或死亡。从20世纪50年代国外开始陆续报道AChE检测有机磷类农药残留量。酶抑制法与经典的色谱法比较，在回收率、精密度上虽差一些，但具有操作简单，测定快速，仪器成本和费用较低等优点，因此适合快速检测。

【实验原理】
有机磷类农药对胆碱酯酶的活性具有很强的抑制作用。在样品中添加一定量的乙酰胆碱酯酶，如果样品中含有有机磷即会对酶活性产生抑制作用，再向样品中添加底物碘化硫代乙酰胆碱和显色剂二硫代二硝基苯甲酸时，酶由于丧失活性而不能催化底物分解。相反，如果样品中不含有机磷时，乙酰胆碱酯酶能催化底物分解完成显色反应，产生黄色物质。在412nm波长下比色，通过吸光度变化计算出酶的抑制率，酶抑制率越大，说明样品中有机磷的含量越高，与农药的浓度呈正相关，通过抑制率可以判断出样品中是否有高剂量有机磷农药的存在。

$$乙酰胆碱 \xrightarrow{AChE} 乙酸 + 胆碱$$

胆碱 + 5,5-二硫代-双-2二硝基苯甲酸 → 5-硫代-2-硝基苯甲酸（黄色）

【实验试剂】
1. **磷酸盐缓冲液** 3.2g KH_2PO_4 和 11.9g K_2HPO_4 用蒸馏水配成1000ml溶液，pH 8.0。
2. **显色剂** 160mg 二硫代二硝基苯甲酸（DTNB）和 15.6mg Na_2CO_3，用20ml缓冲溶液溶解，4℃冰箱中保存。
3. **底物液** 取25mg 碘化硫代乙酰胆碱，加3ml 蒸馏水溶解，摇匀后4℃冰箱中保存备用，保存不能超过2周。
4. **乙酰胆碱酯酶溶液** 称取0.04g 乙酰胆碱酯酶，加入2ml 磷酸盐缓冲溶液，溶解后低温保存，1周内可用。

【操作步骤】
1. **上清液制备** 血清0.1ml，加乙腈0.3ml，涡旋混匀后离心，取上清0.1ml。
2. 按表15-2操作

表15-2 乙酰胆碱酯酶抑制法测定有机磷的操作步骤

试剂(ml)	对照管	测定管
磷酸盐缓冲液	2.5	2.5
乙酰胆碱酯酶溶液	0.1	0.1
显色剂	0.1	0.1
上清液	—	0.1
摇匀,37℃15min		
底物液	0.1	0.1

412nm波长下比色,记录反应3min的吸光度变化值对照管为ΔA_0,测定管为ΔA_t。

结果计算 抑制率(%) = $[(\Delta A_0 - \Delta A_t) / \Delta A_t] \times 100$

式中:ΔA_0——对照溶液反应3min吸光度变化值;

ΔA_t——样品溶液反应3min吸光度变化值。

反应体系中乙酰胆碱酯酶的量约为$10\mu mol/L$,因此可通过有机磷对乙酰胆碱酯酶的抑制率和乙酰胆碱酯酶的量计算有机磷含量:

$$C = 抑制率 \times 10\mu mol/L$$

本法适用于有机磷类农药中毒的快速检测与诊断,也可用于有机磷中毒后血中残留有机磷的监测。

参考区间 轻度中毒时,抑制率应在30%以下;中度中毒时,抑制率在30%~50%;重度中毒时达到50%以上。

【临床意义】

急性有机磷农药中毒救治过程中,了解患者中毒的程度以及治疗后缓解情况,有助于提高救治成功率及临床疗效。通过酶抑制法快速检测中毒程度,对患者病情评估、临床护理具有主要的指导意义,因此本方法值得在有机磷农药中毒的临床救治工作中推广使用。

【注意事项】

1. 避免其他酶抑制类农药的污染样品,如氨基甲酸酯类农药也是乙酰胆碱酯酶抑制剂。
2. 操作过程中,每批对照和样品测试时孵育时间应一致。为了测定准确,样品应重复测定两次以上。

【思考题】

1. 乙酰胆碱酯酶则能催化底物分解完成显色反应的原理。
2. 乙酰胆碱酯酶抑制法检测有机磷的优点。

(张 萍)

实验十六　临床生物化学检验仪器的质量保证

一、分光光度计的性能检查和调校

【实验目的】

熟悉分光光度计的性能检查方法和分光光度计的波长调校方法。

【实验背景】

分光光度计是临床生化检验中广泛应用的一种分析仪器，根据朗伯－比尔定律，一定厚度的溶液在特定波长下产生的光吸收与其物质浓度成正比，据此对标本中的物质浓度进行定量分析。

分光光度计在使用一段时间之后，仪器的性能指标可能发生不同程度的变化。因此，在仪器使用过程中和仪器使用前，都需要对仪器的重要性能进行检查和校正，确保仪器处在正常的工作状态。

【实验原理】

分光光度计由五个部分组成，包括光源、单色器、吸收池、检测器和信号指示系统（见图 16-1），任一部分出现问题都会影响仪器的分析结果。目前临床生化检测中应用最广泛的 722 型分光光度计属于单波长单光束分光光度计，其工作的波长范围为 330~800 nm，属于可见光范围并包含小部分近紫外区域，用钨卤素灯作为光源。单色器中色散原件是光栅，可以获得波长范围狭窄的接近一定波长的单色光。该仪器以光电管为光接收（测定）原件，并根据测定的信号进行计算提供吸光度、物质浓度等信息。

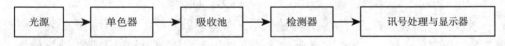

图 16-1　分光光度计原理示意图

分光光度计性能检查和调校，主要包括光源的检查、波长的准确度检查与校正、吸光度精度检查以及吸收池的光学性能检查。

【试剂仪器】

1. 分光光度计

2. 比色杯，光径 1 cm

3. 错铷滤光片

4. 溴甲酚绿溶液（4.8mg/L）　①准确称量溴甲酚绿 0.1g，充分溶解于 7.15ml 的 0.02mol/L 的 NaOH 溶液中，转入 250ml 的容量瓶中，加水定容到 250ml。②从①中取 10ml 于 50ml 容量瓶中，加水定容至 50 ml。③取 0.1mol/L 的 NaOH 溶液 46.85ml，0.2mol/L KH_2PO_4 溶液 25ml，充分混匀，加水至 100ml，此为 pH 8.0 的缓冲液。④从②中取 3ml，转入 50ml 容量瓶，加 pH 8.0 的缓冲液 20ml，加水至 50ml，摇匀。

5. 伊文斯蓝标准溶液（100mg/L）　称取伊文斯蓝 100 mg，用蒸馏水溶解，转入 1000 ml 容量瓶中，补充蒸馏水至刻度线。

6. 重铬酸钾标准溶液（1g/L） 称取已干燥过的重铬酸钾（K_2CrO_4）2.8252g，置于烧杯中，用少量蒸馏水溶解，转入1000ml容量瓶中，添加蒸馏水至刻度线，避光保存。

7. 硫酸钴溶液（10.3g/L） 称量硫酸钴（$CoSO_4$）2.575g，置于烧杯中，用100ml水溶解，待完全溶解后转入250ml容量瓶中，加水定容至刻度线。

【操作步骤】

（一）光源检查与校正

打开仪器电源开关，将波长调整在550nm处。在吸收池内放一张白纸片，如果在纸片上看到的黄色光斑均匀，边缘清晰整齐，则光源正常；如果明暗不均，形状异常，则需要调整光源的位置。调整时，放松灯座固定螺丝，上下左右四个方向缓慢移动光源灯座，并观察光斑情况，使纸片上的黄色光斑均匀明亮且边缘整齐，然后拧紧灯座固定螺丝。

（二）波长的检查和校正

1. 利用干涉滤光片检查 ①镨钕滤光片，波长为529nm。②调节"0"。③调节透射率"100%"旋钮，使读数为"100.0"。④反复调整"0"和"100%"。⑤529nm波长附近两个方向改变波长（每次改变1nm），分别测定各波长下镨钕滤光片的透射率（每改变一次波长均需要重新校对"0"和"100%"）。⑥找出透射率最小的波长，即为仪器的实际波长。⑦如果测得的仪器实际波长在529±1nm范围内，表示仪器的波长正常，不必调整。

2. 利用有色溶液检查 如果没有干涉滤光片，也可以利用一些颜色变化明显、光谱吸收峰尖锐而且稳定性好的有色溶液来校正分光光度计的波长。这种方法没有使用干涉滤光片那么精确，但是由于这些有色溶液容易得到，校正效果能基本满足实验室需要，因此在实际工作中经常应用。常用的有以下有色溶液：

（1）溴甲酚绿检查：①用溴甲酚绿溶液代替干涉滤光片，分析溴甲酚绿溶液的最大吸收（最小透射）波长。②溴甲酚绿溶液的理论最大吸收波长在616~617nm，如果测得的最大吸收波长在此范围内，则认为仪器的波长正常。

（2）利用硫酸钴溶液检查：①用硫酸钴溶液代替干涉滤光片，以水为参比，在490~530nm波长范围内测定溶液的吸光度，分析其最大吸收波长的测定值。②硫酸钴溶液的理论最大吸收波长在510nm，如果测定值在510±1nm范围内，则认为仪器的波长正常。

3. 分光光度计的波长校正 如果仪器波长不正常，则需要校正。卸下波长手轮，旋松波长刻度盘上的三颗定位螺丝，将理论最大吸收波长刻度指示置于测得的最大吸收波长值处，再旋紧三颗定位螺丝。

（三）吸光度线性检查

使用伊文斯蓝标准有色溶液进行分光光度计的吸光度线性检查，实验方法如下：

1. 配制伊文斯蓝系列标准溶液 从伊文斯蓝标准溶液（100mg/L）中分别正确吸取0.8ml、1.6ml、2.4ml和4.0ml，分别添加蒸馏水定容至100ml，浓度分别为0.8mg/L、1.6mg/L、2.4mg/L和4.0mg/L。

2. 测定伊系列标准溶液吸光度 调整仪器波长为610nm，用光径为1cm的吸收池，用蒸馏水调零（透光度为100%），分别测定上述各溶液的吸光度值。

3. 绘制散点图 用测定的吸光度对浓度作图，所有的点都应该在同一条直线附近。

（四）吸收池的检查

1. 配制硫酸钴溶液（10.3g/L）

2. 测定 ①选择硫酸钴溶液的最大吸收波长。②选取光径为1cm的吸收池两个，分别标记为 A 和 B。③在吸收池 A 中加入测试样本（10.3g/L 的硫酸钴溶液），在吸收池 B 中加入参比溶液（水），测定并记录吸光度。④在吸收池 B 中加入测试样本（10.3g/L 的硫酸钴溶液），在吸收池 A 中加入参比溶液（水），测定并记录吸光度。

3. 判断 如果两次测得的吸光度差值小于 0.01，则吸收池的均一性符合要求。

（五）灵敏度的检查

1. 配制重铬酸钾应用液（10mg/L） 准确吸取 1g/L 的重铬酸钾溶液 1ml，加水定容至 100ml。

2. 测定 选择 440nm 波长，以水为参比，测定并记录 10mg/L 的重铬酸钾溶液的吸光度。

3. 判断 吸光度读数不应低于 0.01。

（六）分辨率的检查

1. 配制重铬酸钾应用液 分别准确吸取 1g/L 的重铬酸钾溶液 3.25ml 和 3.0ml，分别加水定容至 100ml，分别为 32.5mg/L 和 30mg/L 的重铬酸钾溶液。

2. 测定 在 440 nm 波长处，以水为参比，测定两种浓度重铬酸钾溶液的吸光度。

3. 判断 两份标本的吸光度差值在 0.01 以上，表示分光光度计的分辨率符合要求。

（七）重复性检查

1. 配制重铬酸钾应用液（40mg/L） 准确吸取 1g/L 的重铬酸钾溶液 4ml，加水定容至 100ml。

2. 测定 在 440nm 波长处，以水为参比，测定样本的吸光度，测定 5 次。

3. 判断 计算各测定值之间的差别，相对误差小于 1% 为符合要求。

【注意事项】

1. 开机预热 分光光度计需要预热，通常是打开电源，打开试样室盖，预热 20min 以上，使仪器的光源、光电管等原件处于稳定平衡状态。

2. 试剂配制 实验中所用各种试剂的准确配制对于实验结果至关重要，因此配制时需要特别注意溶质的准确称量和溶剂的正确体积，实验结果出现异常时，首先要核查所配置的试剂是否符合要求。

3. 校正和维修 如果检测仪器性能不能达到规定要求，则需要按照说明进行校正和维修，必要时联系厂家的售后服务。在解决问题之前，不宜应用仪器进行临床工作。

【思考题】
1. 分光光度计的调校包括哪些内容？
2. 分光光度计的波长校正常用哪几种方法？

二、临床生化分析仪 K 值测定

【实验目的】

熟悉生化分析仪的 K 值测定的原理及方法。

【实验背景】

酶活力是指酶在单位时间内催化一定的底物转变为产物的能力。国际酶委员会（International Enzyme Committee，EC）规定 1 国际单位为：在 1 分钟内，催化 1 微摩尔底物转化为 1 微摩尔产物所需要的酶量。

酶活力测定一般使用连续监测法。在连续监测法中，酶活力可由下式求得：

$$酶活力 (U/L) = \Delta A \times \frac{TV}{\varepsilon \times SV \times d} \times 10^6 \qquad 式16-1$$

令 $$K = \frac{TV}{\varepsilon \times SV \times d} \times 10^6 \qquad \text{式 16-2}$$

则 $$\text{酶活力 U/L} = K \times \Delta A \qquad \text{式 16-3}$$

式中：TV 为反应总体积（ml），SV 是样本体积（ml），d 是比色杯光径（cm），ε 是被监测物的理论摩尔吸光系数，ΔA 是 1 分钟吸光度变化量。

在一个酶活力测定体系中，TV、SV、d 和 ε 均是常量，故 K 是一个定值，临床上也叫校正系数。

K 值有 3 种类型：理论 K 值、实际 K 值和校正 K 值。校正 K 值有最高的等级，实测 K 值次之，理论 K 值等级最低。

校正 K 值是用国际认证的酶校准品校正仪器，得到的 K 值。由于酶测定的校准品不易获得，且稳定性较差，如果实验室没有可靠的酶校准品进行校准，往往直接根据反应指示物（被监测物）的理论摩尔吸光系数（ε）计算 K 值，再计算酶活性浓度。根据理论摩尔消光系数计算的 K 值未考虑酶活力测定系统的各种误差因素，是理想状态下测定的 K 值，因此是理论 K 值。由于加样系统和分光系统误差、杂散光以及多波长同时使用等因素，常达不到理论上的最佳状态，所以不宜直接使用理论 K 值进行计算。为了消除仪器带来的系统误差，需在具体的仪器条件下，实际测定反应指示物的摩尔吸光系数（ε′），代入式 16-2，计算实际 K 值，这个过程称为实际 K 值测定。

$$\text{实际 } K \text{ 值}(K') = \frac{TV}{\varepsilon \times SV \times d} \times 10^6 \qquad \text{式 16-4}$$

用实际 K 值取代理论 K 值计算，可明显提高酶活性检测结果的准确度。

（一）340nm 波长实际 K 值测定

临床实验室许多检测项目都是以 NAD（P）H 为指示反应（340nm 波长）的原理进行检测。所以，本实验介绍以 NAD（P）H 为指示反应的实际 K 值测定，以熟悉 340nm 波长实际 K 值测定的实验原理、方法及计算方法，了解影响 K 值的因素和 K 值的校正方法。

【实验原理】

在己糖激酶（HK）催化下，葡萄糖和 ATP 发生磷酸化反应，生成葡萄糖-6-磷酸（G-6-P）和 ADP。G-6-P 在 6-磷酸葡萄糖脱氢酶（G-6-PD）催化下脱氢，生成 6-磷酸葡萄糖酸（6-PG），同时使 NAD^+ 还原成 NADH。参与反应的葡萄糖的量与 NADH 生成量是等摩尔关系，NADH 在 340nm 波长处有吸收峰，用葡萄糖标准液参与上述反应达终点，在 340nm 波长处测吸光度，根据葡萄糖标准液浓度和吸光度可计算出实际 K 值。

【试剂仪器】

1. 试剂盒（己糖激酶法葡萄糖测定） R1：ATP 1.30 mmol/L，NAD^+ 0.65 mmol/L；R2：己糖激酶（HK）大于 50 KU/L，G-6-PD 2500 U/L。

2. 葡萄糖校准液 5.555mmol/L（5555×10^{-6} mol/L）。

【操作步骤】

1. 在全自动生化分析仪上编制分析程序 样本葡萄糖校准液 3μl，R1 240μl，R2 60μl，温度 37 ℃，波长 340 nm，终点法，测量读点：0~16 点和 0~34 点。

2. 设定生化仪定标参数 单点校准，校准品浓度 5555×10^{-6} mol/L（5.555 mmol/L），重复校准次数 10 次。

3. 准备 在仪器参数中设定相应的试剂位，用清洁的试剂瓶装上 R1 与 R2，并置于生化仪试剂盘的相应位置。

4. 校准 将葡萄糖标准液盛入一次性样品杯，置于定标样品架上的设定位置，第一孔位加纯水作试剂空白，选择对葡萄糖项目进行校准。

5. 观察和记录 待校准完成，观察反应曲线，读取葡萄糖标准应用液反应曲线中最后一点的吸光度值，记录：A1、A2、A3……A10。

6. 结果计算

计算吸光度的算术平均值（$\bar{A}$）、标准差（s）、变异系数（CV）：

$$\bar{A} = \frac{A_1 + A_2 + \cdots + A_{10}}{10} \qquad \text{式 16-5}$$

$$S = \sqrt{\frac{\sum A^2 - (\sum \bar{A})^2}{10-1}} \qquad \text{式 16-6}$$

$$\text{变异系数}(CV\%) = \frac{S}{\bar{X}} \times 100 \qquad \text{式 16-7}$$

如果 CV≥5%，重新做 10 管，直到 CV<5%。

计算 NADH 实际摩尔消光系数（ε'）：

$$\varepsilon' = \frac{\bar{A}}{C_{NADH} \times d} = \frac{\bar{A}}{C_{GS终} \times d} = \frac{\bar{A}}{\frac{C_{GS} \times SV}{TV} \times d} \qquad \text{式 16-8}$$

注：$C_{GS终}$ 为反应体系中葡萄糖的终浓度，因 $C_{NADH} = C_{GS终}$

变换后得

$$\varepsilon' = \frac{\bar{A} \times TV}{C_{GS} \times SV \times d} \qquad \text{式 16-9}$$

上式中 ε' 为 NADH 实际摩尔消光系数，C_{NADH} 为 NADH 浓度（mol/L），C_{GS} 为葡萄糖浓度（mol/L）；

将式 16-9 代入式 16-4，得

$$K' = \frac{C_{GS}}{\bar{A}} \times 10^6 = \frac{5555}{\bar{A}} \qquad \text{式 16-10}$$

【注意事项】

1. 以 NADH 为指示物的检测系统（如 AST、ALT、LD 等），在应用实测 K 值时，应保证上述项目的仪器分析参数与实际 K 值测定的分析参数相同。

2. 上述实测 K 值测定时应用的试剂，与上述 AST、ALT、LD 等的测定试剂不完全相同。因为摩尔消光系数还受到溶剂性质的影响，所以该实际 K 值只能校正仪器偏差（波长、温度）对上述酶检测结果的影响。

（二）405nm 波长的实际 K 值测定

【实验原理】

临床测定中有许多以磷酸对硝基苯酚（4-NPP）为底物的酶活力检测系统，如 ALP。以 ALP 测定为例，4-NPP 在碱性溶液中无色，在血清样本中的 ALP 的催化下，4-NPP 分裂出磷酸酰基，生成游离的对硝基苯酚（4-NP）。4-NP 在碱性溶液中转变成醌式结构，呈现较深的黄色。在波长 405 nm 处监测吸光度增高的速率，可反映标本中 ALP 活力。

本实验以 4-NP 标准品作为样本，加入试剂后，405 nm 吸光度代表标准品 4-NP 的浓度。因为 4-NP 是反应体系中 ALP 水解 4-NPP 的产物，所以该吸光度值也能代表临床检测中 ALP 的活性。故可根据标准品 4-NP 吸光度的变化计算临床 ALP 检测中的实际 K 值。

【试剂仪器】

1. ALP 测定试剂盒（基于 IFCC 配方）　R1：2-氨基-2-甲基-丙醇（AMP）1.0mmol/L；$MgCl_2$ 0.5mmol/L。R2：磷酸对硝基苯酚（4-NPP）10 mmol/L。

2. 标准品配制

（1）4-NP 标准品贮存液（1mmol/L）：称取纯 4-NP 139.1mg 溶于 1000ml 蒸馏水（DH_2O）中，在暗处保存可稳定数月。

（2）4-NP 标准品工作液（40×10^{-6} mol/L）：取 4-NP 标准品贮存液 25ml 加 AMP 缓冲液 900 ml 中，再加 DH_2O 至 1000 ml，可稳定 2 个月以上。

3. 仪器的准备　①检测方法：速率法。②主波长/次波长：405/505nm。③比色光径：1.0cm。④温度：37℃。⑤反应方向：正向。⑥样品或校准品反应体积分数：1∶51。

【操作步骤】

实际 K 值测定的仪器分析参数见表 16-1。

表 16-1　4-NP 测定实验操作

	测定管（U）	空白管（B）
样本（标准品工作液）（μl）	6	——
DH_2O（μl）	——	6
试剂Ⅰ（μl）	240	240
37℃恒温 5 min		
试剂Ⅱ（μl）	60	60

混匀，延迟时间 1 min 后，在 405 nm 波长处连续监测吸光度，从仪器上调出反应曲线，分别取空白管和测定管最大吸光度值，测定管重复 10 管。

结果计算　各测定管的试剂空白校正吸光度值为：$\bar{x} \pm 3s$

计算 ΔA 的算术平均值（$\bar{A}$）、标准差（s）、变异系数（CV），如果 CV≥5%，重新做 10 管，直到 CV<5%。

与式 16-10 同理，得

$$K' = \frac{C_{4-NP}}{\bar{A}} \times 10^6 = \frac{40}{\bar{A}}　　\text{式 16-11}$$

式中，C_{4-NP} 是 4-NP 的摩尔浓度。

【注意事项】

以 4-NP 为指示物的检测系统（如 ALP 等），在应用实测 K 值时，应保证上述项目的仪器分析参数与实际 K 值测定的分析参数相同。

【思考题】

1. 酶活力测定系统的 K 值有哪几类？各有什么优点和缺点？

2. 请思考在以 NAD（P）H 为指示反应的实际 K 值测定时，为什么用葡萄糖作校准物，而不用 NAD（P）或 NAD（P）H？

（王太重）

实验十七　临床生物化学检验质量控制

一、室内质控图的绘制

【实验目的】

掌握室内质控图的基本原理、Levey – Jennings 质控图的绘制方法。熟悉判断规则、失控处理方法。了解室内质控图的类型和发展。

【实验背景】

有了测定结果，该批结果可靠吗？报告单能否发出？先要看室内质量控制。所谓室内质量控制是指采用一定的方法和步骤，连续评价实验室工作的可靠程度，提高实验室常规工作中批内、批间样本检测的一致性，以确定实验结果是否可靠，可否发出报告的一项工作，是评价实验室常规工作精密度的指标。该方法源于1950年Levy和Jennings首先将工业质量管理上的控制图移植到医学检验中来，采用每天随常规标本分析控制血清，将结果做成质控图。质控图是反映质控标本测定的记录，是评价实验室质量的重要依据，根据操作不同有不同的质控图，如Levey – Jennings质控图、Z – 分数图、Westgard质控图、monica质控图、Youden图、累计法质控图等，其中以Levey – Jennings质控图、Z – 分数图和Westgard质控图应用最为广泛。质控图可用于：①诊断，即评估一个过程的稳定性。②控制，即决定某一过程何时需要调整，何时需要保持原有状态。③确认，即确认某一过程的改进效果。怎么样根据一张室内质控图决定你对病人的检测报告能否常规发出和查找分析误差呢？这就是你需要通过该实验掌握的临床生化检验室内质控图的绘制与临床应用。

【实验原理】

质控图是一种具有质控界限的图形。质控界限通常由受控分析方法对已知标本（通常为质控品）做重复测定获得均值（$\bar{x}$）和标准差（s）来确定。当质控品测定值的点落在质控界限之内时，一般解释为"在控"。相反则表示检测过程可能存在问题，认为检测结果"失控"。通过对质控图形的分析，可判断检测过程是否正常，并可判断测定准确度和精密度。

Levey – Jennings 质控方法以质控品20次以上测定结果计算均值（$\bar{x}$）和标准差（s），$\bar{x} \pm 2s$ 为警告限，$\bar{x} \pm 3s$ 为失控限绘制的失控图。每天将质控品随病人标本一起检测，将测定结果填写在质控图上，对质控图形进行分析。

本试验中，将同一质控物进行分装，分发给学生进行测定，收集测定数据。将每位同学学号作为横坐标（d），测定结果为纵坐标，绘制质控图。

【试剂仪器】

1. 试剂　项目检测采用血糖GOD – POD法检测试剂盒，也可根据检测需要自行选择。

2. 质控物　可购置商品化质控物，也可自制质控物。收集无溶血、无脂浊、无肝炎病毒污染的人多份血清标本，混合后分装冻存模拟本实验质控血清使用。

3. 仪器　半自动生化分析仪、分光光度计等。

【操作步骤】

1. 质控物靶值和控质限的确定　以 20 次重复检测质控物的结果，计算均值（$\bar{x}$）和标准差（s），以 $\bar{x} \pm 2s$ 为警告限，$\bar{x} \pm 3s$ 为失控限绘制。即在纵坐标上标明 $\bar{x}$、$\bar{x} \pm 2s$、$\bar{x} \pm 3s$ 的标志，并将其具体数值标在左侧标尺上。图中 $\bar{x}$ 线为靶直线，然后用红笔画出平行 $\bar{x}$ 轴的 $\bar{x} \pm 2s$ 线，称警告线；用蓝笔画出 $\bar{x} \pm 3s$ 线，称失控线，即为一张"空白质控图"。其中，y 轴为浓度单位，x 轴为日期或分析批次。质控图上应注明：项目、方法、仪器种类、波长、检测日期、$\bar{x}$、s、CV% 及每一小格代表的含量或吸光度和操作者等信息。

2. 测定　将同一质控物分发给学生进行测定，收集测定数据。

3. 质控图的绘制及记录质控结果　本实验模拟将 20 个同学的血糖测定（GOD-POD 法参照试剂说明书）结果分别标点在血糖检测"空白质控图"上，学号为横坐标，将测定结果填写到图上，直线连接。

4. 分析　依据质控判断规则对质控情况进行分析。

【判断规则】

质控图测定值正常分布的统计学规律：①95% 的结果应落在 $\bar{x} \pm 2s$ 范围内。②有 5% 的结果可在 $\bar{x} \pm 2s$ 外，但在 $\bar{x} \pm 3s$ 内。③均值两侧的数据分布几乎相同，不能有连续 5 次结果在均值的同一侧，或 5 次数值渐升或渐降，不能连续有 2 次结果在 $\bar{x} \pm 2s$ 以外。④没有数值落在 $\bar{x} \pm 3s$ 以外，测定结果违反上述规律时，称为失控，表示检测过程可能存在随机误差、系统误差或过失误差。具体规则及违规处理见《实验室管理》教材。

【注意事项】

1. 控制物的正确使用与保存　在使用和保管控制物时应注意：①严格按控制物说明书操作。②应根据不同的检测对象，选择适当的控制物。③冻干控制物复溶要确保所用溶剂的质量，所加溶剂的量要准确，并尽量保持每次加入量的一致性。④冻干控制物复溶时应轻轻摇匀，使内容物完全溶解，切忌剧烈振摇。⑤控制物应严格按使用说明书规定方法保存，不使用超过保质期的控制物。⑥控制物要在与患者标本同样测定条件下进行测定。

2. 控制图中心线与控制限的设定　控制图通过统计上均值 $\bar{x}$ 和标准差 s 的状况来衡量指标是否在稳定状态，同时选择 $3s$ 来确定一个正常波动的上下限范围（根据正态分布的结论，指标的特征值落在 $\bar{x} \pm 3s$ 之间的概率是 99.73%），使用均值 $\bar{x}$ 作为控制图的中心线（center line, CL），用 $\bar{x} + 3s$ 作为控制上限（upper control limit, UCL），用 $\bar{x} - 3s$ 作为控制下限（lower control limit, LCL）。

3. 特殊情况的处理（Grubbs 法）　对于某些不是每天开展的项目、有效期较短的试剂盒的项目，用上述方法计算获得均值 $\bar{x}$ 和标准差 s 有很大的难度。采用 Grubbs 法，只需连续测定 3 次，即可对第 3 次检验结果进行检验和控制。当检测超过 20 次后，可转入使用常规的质控方法进行质控。

4. 失控后处理　操作者在测定质控时，如发现质控数据违背了质控规则，应填写失控报告单，上交专业主管，由专业主管做出是否发出与测定质控物相关的那批患者标本检验报告的决定。

5. 失控原因分析　失控信号的出现受多种因素的影响，包括操作上的失误，试剂、校准品、质控品的失效，仪器维护不良以及采用的质控规则、控制限范围、一次测定的质控标本数等。失控信号一旦出现就意味着与测定质控品相关的那批病人标本报告可能作废。此时，首先要尽量查明导致失控的原因，然后再随机挑选出一定比例（5% 或 10%）的病人标本进行重新测定，最后根据既定标准判断先前测定结果是否可接受，对失控做出恰当的判断。对判断为真失控的情况，应在重做质控结果在控后，再对相应的所有失控病人标本进行重新测定。如失控信号被判断为假失控时，常规测定报告可以按原先测定结果发出，不必重做。

【思考题】
1. 如何绘制临床生化检验室内质控图？
2. 如何进行失控原因的分析？失控后如何处理？

二、室间质量评价

【实验目的】
掌握室间质量评价的方法。熟悉室间质量评价目的和要求。了解室间质量评价的作用。

【实验背景】
室间质量评价（external quality assessment，EQA）是多家实验室分析同一标本，并由外部独立机构收集和反馈实验室的上报结果，以评价实验室操作的过程。能力验证（proficiency testing，PT）是室间质量评价技术方案之一，通过实验室间的比对判断实验室的检测能力的活动。实验室间比对（interlaboratory comparison）的定义为"按照预先规定的条件，由两个或多个实验室对相同或类似的物品进行测量或检测的组织、实施和评价"。在医学领域的某些能力验证提供者，利用术语"EQA"表示其能力验证计划和/或更广义的计划。EQA 或 PT 在临床实验室质量管理中，越来越受到临床实验室和实验室用户的重视。

通过模拟 EQA 或 PT 的方法，可以提高学生对质控工作重要性的认识，评价自身实验技能水平。

（一）室间质量评价

【实验原理】
组织若干实验室，在同一时间内测定同一批样品，收集测定结果，做统计分析并按规定评分。

本实验模拟室间质量评价的方法，组织所有的学生在同一时间内测定同一批或数批质控血清的总蛋白含量，收集测定结果，并与靶值比较进行计算和分析。每位学生相当于室间质量评价时的某个实验室，通过使用基于标准差的个数（z 比分数）来评价学生的实验技能。

【实验试剂】
1. **试剂** 总蛋白测定试剂，参见实验一。
2. **质控血清** 同一批或多批，根据学生人数和实验具体安排而定。
3. **仪器** 半自动生化分析仪、分光光度计等。

【操作步骤】
1. **总蛋白测定** 操作步骤参见实验一。
2. **确定靶值** 收集同一批质控血清所有同学的测定值，去掉离群点后计算的均值作为靶值。
3. **结果计算** 计算标准差的个数（z 比分数）。

【结果分析】

1. **z 比分数计算** $z 比分数 = \dfrac{测定结果 - 组均值}{组标准差}$

2. 结果评价标准

(1) $|z|≤2.0$：表明能力"满意"，无需采取进一步措施。

(2) $2.0<|z|<3.0$：表明能力"有问题"，产生警戒信号。

(3) $|z|≥3.0$：表明能力"不满意"，产生措施信号。

【注意事项】

要了解总蛋白测定的影响因素，在试验过程中加以控制，参见实验一。试验中采用的质控血清要注意其均匀性，低温储存，防止蒸发，避免污染。靶值的设置要科学严谨。

（二）PT方案试验

【实验原理】

将未知标本分发给各实验室，并提供可靠的标准，对回报结果进行分析，判断实验室获得正确测定结果的能力。国际CLIA′88的PT方案规定，临床生物化学检验项目每年至少进行3次PT调查，每次调查至少包括5个不同的质控样本，在一年内，对于任一项目至少可得15个测定结果。通过各实验室间持续地比较，做出结果判断。

本实验模拟PT评价方案，组织所有的学生在同一时间内各测定5个不同的质控样品的总蛋白含量，收集测定结果；每组（≥4人）或全班进行计算和分析。

【实验试剂】

1. 试剂 总蛋白测定试剂，参见实验一。

2. 质控血清 同一批或多批，根据学生人数和实验具体安排而定。

3. 仪器 半自动生化分析仪、分光光度计等。

【操作步骤】

1. 总蛋白测定 操作步骤参见实验一。

2. 确定靶值和可接受范围

3. 计算 S1 和 S2

【结果分析】

1. 计算可接受范围 参照美国CLIA′88能力比对检验的分析质量要求的标准进行计算，可接受范围 = 靶值 ± 允许总误差。总蛋白的可接受范围 = 靶值 ± 10%，如标本的靶值为60g/L，则其可接受范围为60 ± 6g/L。将学生的实验结果与相应的可接受范围比较，如在可接受范围内，则判定为可接受结果，否则为不可接受结果。

$$S_1 = \frac{该项目可接受结果数}{该项目的总测定次数} \times 100\%$$

$$S_2 = \frac{全部项目可接受结果总数}{全部项目总的测定次数} \times 100\%$$

2. 结果判断 国际CLIA′88技术细则规定，满意结果：S1、S2均应大于80，否则判为不满意。

我国全国临床检验操作规程（第三版）规定：①每次活动每一分析项目未能达到至少80%可接受成绩则称为本次活动该分析项目不满意，所有评价项目未达到至少80%称为不满意。②未参加室间质评活动，该次得分为0，在规定的回报时间内未上报室间质评结果，该次得分为0。③对同一分析项目，连续两次获得或连续三次中的两次活动未能达到满意的成绩则称为不成功的EQA成绩，所有的评价项目连续两次获得或连续三次中的两次活动未能达到满意的成绩则称为不成功的EQA成绩。④对于不是由于未参加而造成的不满意成绩，实验室必须进行适当的培训及采取纠正措施,必须有文件化的记录并保存两年以上。

【思考题】

1. 什么是室间质量评价?室间质量评价的结果如何进行分析?
2. 在 PT 方案中如何进行结果的判断?

(马　洁)

实验十八 临床生物化学检验方法学评价

【实验背景】

临床检测系统由完成一个检验项目所涉及的检测方法、试剂、仪器、校准品、质控品和操作程序等组成，良好的检测系统能够有效保证检测结果的可靠与否，从而保证检测的质量，这是临床检验的生命线。因此，当某个临床检验项目所涉及的上述任何一个环节发生改变时，为了保证检验结果的可靠性，均需要对该检测系统的性能重新进行全面的评价，即通过设计的实验途径，分析改变后的检测系统的误差，以此来判断新检测系统的精密度与准确度能否满足临床检验的质量要求。临床生物化学检验方法学评价实验的教学目的是：①让学生熟悉方法学评价实验的设计原理和基本方法。②培养学生进行方法学评价的实践能力。

一、重复性试验

【实验目的】

掌握重复性试验的原理、基本方法及具体操作，离群值的判断处理及变异系数的计算。熟悉重复性试验的注意事项。

【实验原理】

重复性试验主要是用来分析某个临床检测项目重复测定时的随机误差，以评价检测系统或检测方法的精密度（precision）。重复性试验是将同一标本分成数份试验样品，进行多次（一般为20次）分析测定，计算其均数（$\bar{x}$）、标准差（s）与变异系数（CV）。重复性试验根据时间的间隔可以分为批内、日内、日间三种形式：①批内重复性试验：在同一条件下（同样的方法，同一种试剂和标准品，同一台仪器，在同一实验室由同一个人操作，并保持实验期间的准确度不变），对同一标本在尽可能短的时间内进行 m 轮（4~5轮），每轮 n 次（5~4次）重复测定，累计总共20次测定结果，计算其 $\bar{x}$、s 与 CV，一般 CV 值应小于5%。②日内重复性试验：同一天内对同一标本或数个标本做数批次的重复测定，累计获得20次测定结果，计算其 $\bar{x}$、s 与 CV，日内 CV 值大于批内 CV 值。③日间重复性试验：将同一标本每天随机插入常规标本中测定一次，连续20个工作日，获得测定结果计算其 $\bar{x}$、s 与 CV，这样得到的 CV 值大于批内与日内，能反映实际工作的情况。

本实验以血糖 GOD-POD 法测定做批内重复性试验。

【试剂仪器】

1. 血糖质控血清制备 收集无溶血、无脂浊、无肝炎病毒污染的多份人血清标本，混合后分装冻存模拟作为本实验的质控血清。

2. 试剂盒 购买稳定性好的血糖标准品和葡萄糖氧化酶法血糖测定试剂盒。

3. 仪器检查和校准 本实验所用半自动生化分析仪、分光光度计等仪器的检查和校准，如比色杯是否清洁、光源、波长检查等。

4. 恒温水浴箱 用于水温控制。

【操作步骤】

1. 数据测定 将血清标本分成5份，用作5轮测定，每轮测定血糖4次，严格按照GOD-POD试剂盒说明书进行操作，获得20次血糖的结果。

2. 离群值的判断及处理 对小样本的测定来讲，可以采用Grubbs检验，来判断其是否存在离群值。如果存在异常值时应该剔除。

根据Grubbs检验准则，检验离群值的统计学公式如下：

$$G = \frac{|X_d - \bar{x}|}{S}$$

式中X_d为离群值；$\bar{x}$为包括离群值在内的测定值的均数；s为包括离群值在内的测定值的标准差。如果计算的G值大于系数表中相应显著水平的a和测定次数为n时的临界值$G_{a,n}$（参见附2表），则将X_d作为异常值舍弃，可按下列三种情况来处理。

（1）只有一个离群值；设有n个测定数（$X_1 < X_2 < X_3 < X_4 < \cdots\cdots < X_n$），其中$X_1$为离群值，即可利用上述公式，直接对$X_1$进行检验。

（2）有两个或两个以上离群值；分布于均数X的同一侧，例如X_1、X_2都是离群值，则首先检验最内侧的一个数据（X_2），即通过检验G_2来决定X_2是否应该放弃。如果X_2应该放弃，X_1自然也应该放弃。如果X_2不应舍去，则再检验X_1。但在检验X_1时测定次数不应作为少了一次。

（3）有两个或两个以上离群值；分布于均数的两侧，例如X_1和X_n都属于离群值，则分别检验X_1和X_n，是否应该舍去。如果一个数据决定舍去，那么再检验另一个数据时，测定次数应该作为减少一次来处理，而且此时应该选择99%的置信水平。

3. 批内精密度计算 按照批内精密度的计算公式，计算测定值的平均数（$\bar{x}$）、标准差（s）和变异系数（CV%）。

$$批内均数 = 每轮测定值均数之和（\Sigma X）/测定轮数（m）$$

$$批内标准差（s_W）= \sqrt{\frac{\Sigma s_i^2}{m}}$$

式中s_i^2为5轮各次测定值的方差；

回收浓度 = 分析样品测定浓度 - 基础样品测定浓度

变异系数（CV%）= 批内标准差s_w/批内均数×100%

首先计算出每轮测定值的均数（$\bar{x}$）、标准差（s_i）及方差s_1、s_2、s_3、s_4，并将数值填入表18-1中，再将5轮s_i的总和代入公式，即可计算批内标准差s_w。最后计算出变异系数（CV%）。

表18-1 批内重复性试验的数据处理

测定批数	每轮测定次数（n）及测定值（X_i）				ΣX_i	$\bar{X}$	s_i	s_i^2
	1	2	3	4				
1								
2								
3								
4								
5								
合计								

【结果分析】

1. 判定误差是否在允许范围 临床检验实验室确定的检测项目质量目标可以用允许总误差（allowable total error，TEa）的形式表示。批内不精密度的判断限是1/4"允许误差范围"，批间不精密度的判断限是1/3"允许误差范围"。"允许误差范围"可以用中华人民共和国卫生行业标准 WS/T403 2012 或者美国临床实验室改进修改法案（CLIA'88）规定的可接受范围。

2. 分析误差原因 对于超出允许误差范围的实验结果，分析误差原因。

【注意事项】

1. 分析样品的选择 标准液、控制物溶液、病人标本或混合血清均可作为分析样品。做批内重复性试验时，用标准液可以得到各种不同浓度的样品，较为简便，它代表了最好的重复性性能。进行日间重复性试验时，用冻干质控血清较好，因其稳定、方便。

2. 分析物浓度的选择 宜选择在医学上具有决定性意义的浓度进行试验，因为这种浓度在临床分析实验结果时最有用处。血糖的医学决定水平值为 2.8mmol/L、6.7mmol/L 和 8.9mmol/L。

3. 结果计算 用于评价方法精密度的变异系数应该是剔除离群值后的计算结果。

二、回收试验

【实验目的】

掌握回收试验的设计原理、基本方法及实验数据处理的方法。熟悉回收试验的具体操作及注意事项。

【实验原理】

回收试验主要是用来分析某临床检测方法正确测定加入常规分析样品的纯分析物的能力，目的是测定比例系统误差，以此来评价候选方法的准确度（accuracy）。通过将被分析的纯品标准液加入病人标本中，作为分析标本，另外将病人的原始样品加入相同量的无分析物的溶液作为基础样品，然后用相同的检测方法进行测定，以两者测定结果的差值作为回收量。测定值与理论值之比乘以100%即为回收率，合格的回收率应为100% ±5%。

本教学实验通过 GOD – POD 法测定生理盐水中加入血糖的回收率，计算该法的比例系统误差来评价方法的准确性。

【试剂仪器】

1. 葡萄糖标准液（80mmol/L）和生理盐水

2. 血清标本 收集无溶血、无脂浊、无所有肝炎病毒的人的混合血清，首先用 GOD – POD 法测定血糖的浓度，然后再用生理盐水稀释血糖浓度至2.2mmol/L备用。

3. 试剂盒和仪器 血糖检测试剂盒和仪器准备与重复性试验相同。

【操作步骤】

1. 样品制备

（1）基础样品：血清0.9ml + 生理盐水0.1ml。

（2）分析样品Ⅰ：血清0.9ml + 80mmol/L葡萄糖标准液0.01ml + 生理盐水0.09ml。

（3）分析样品Ⅱ：血清0.9ml + 80mmol/L葡萄糖标准液0.06ml + 生理盐水0.04ml。

（4）分析样品Ⅲ：血清0.9ml + 80mmol/L葡萄糖标准液0.09ml + 生理盐水0.01ml。

2. 血糖浓度测定 严格按照 GOD – POD 法试剂盒说明书测定各制备样品的血糖浓度，每份样品做双份检测，结果取两次检测值的平均值得测定浓度。

3. 结果计算

$$加入浓度（mmol/L）= 标准液浓度 \times \frac{标准液量（ml）}{血清量（ml）+ 标准液量（ml）+ 生理盐水（ml）}$$

回收浓度 = 分析样品测定浓度 − 基础样品测定浓度

回收率（%）=（回收浓度 ÷ 加入浓度）× 100%

将各项计算结果填入表 18−2 中。

表 18−2 回收试验的数据处理

样品	测定浓度 （mmol/L）	回收浓度 （mmol/L）	加入浓度 （mmol/L）	回收率 （%）
基础样品				
回收样品Ⅰ				
回收样品Ⅱ				
回收样品Ⅲ				
平均回收率				

【结果分析】

一般检验方法，要求回收率在 95% ~ 105% 之间。一个含葡萄糖真值为 6.7mmol/L 的标本，若用该方法测定的结果约为：真值 6.7 × 平均回收率，误差 = 真值 6.7 × 比例系统误差。也就是说当平均回收率越接近 100%，其比例系统误差就越小，用该检测方法测得结果的误差就越小，说明其受基质的影响也越小，该检测方法的准确度就越高。反之亦然。

【注意事项】

1. 准确加量 这是本试验最主要的关键技术，因为被分析物的理论值是根据加入标准液的体积及原样品的体积计算所得，故如果吸量稍有误差，就会直接影响检测结果。所以，选择经过校准的吸管，严格地清洗与干燥，以及按照正规的要求进行吸量等均非常重要。

2. 样品浓度 样品中加入标准液后，总的浓度必须在测定方法的分析范围之内，加入标准液后，最好使实验样品的被测浓度达到医学决定水平的浓度。一般需要测定加入高、中、低三种不同浓度的回收试验，计算平均回收率。

3. 加入标准液的体积 加入标准液的体积在整个样品中的占比要少，一般要求在 10% 以内，以避免检测样本时血清被过度稀释而导致误差发生改变或者消失。

三、干扰试验

【实验目的】

掌握干扰试验的设计原理、方法。熟悉干扰试验的具体操作及注意事项。

【实验原理】

干扰试验是测定非特异性（nonspecificity）和干扰（interference）两者引起的误差，既用于检测某方法的特异性，也用于检测干扰物质对检测方法的干扰作用，以此来评价某临床检测方法的准确度。当加入的干扰物浓度一定时，产生的误差是恒定系统误差，误差的实际大小随着干扰物浓度大小而异。具体操作基本上与回收试验一样，只是干扰试验中加入的是疑有干扰或非特异性反应的物质而不是标准液。

本教学实验选用尿酸作 GOD − POD 法测定血糖的干扰物，尿酸可以和 GOD 反应生成的 H_2O_2 发生反应，使部分 H_2O_2 不能参与第二步 POD 的偶联反应，从而降低显色强度，产生负的测定误差。

【试剂仪器】

1. 尿酸标准液（9.0mmol/L）配制 称取碳酸锂（AR）90mg，溶解在40ml蒸馏水中，加热至60℃使其完全溶解。称取尿酸（MW168.11）1513mg溶于热碳酸锂溶液中，冷却至室温，移入100ml容量瓶中，用蒸馏水准确定容，贮存于棕色瓶中备用。

2. 其他准备 血清标本、血糖检测试剂盒和仪器准备与重复性试验相同。

【操作步骤】

1. 样品制备

（1）基础样品：血清0.9ml+蒸馏水0.1ml。

（2）干扰样品Ⅰ：血清0.9ml+9.0mmol/L尿酸标准液0.05ml+蒸馏水0.05ml。

（3）干扰样品Ⅱ：血清0.9ml+9.0mmol/L尿酸标准液0.1ml。

（4）尿酸样品：蒸馏水0.9ml+9.0mmol/L尿酸标准液0.1ml。

2. 测定与计算 所有各检测样品均做双份葡萄糖GOD-POD法测定，结果取两次检测结果的平均值为测定浓度。加入浓度的计算与回收试验的相同。

$$干扰样品加入浓度（mmol/L）= 干扰物溶液浓度 \times \frac{干扰物溶液量（ml）}{血清量（ml）+干扰物溶液量（ml）+蒸馏水量（ml）}$$

$$干扰值（mmol/L）= 干扰样品测定浓度 - 基础样品测定浓度$$

$$干扰率（\%）= 干扰值/基础值 \times 100\%$$

将各项计算结果填入表18-3中。

表18-3 干扰试验的数据处理

样品	葡萄糖测定值（mmol/L）	加入尿酸值（mmol/L）	干扰值（mmol/L）	干扰率（%）
基础样品				
干扰样品Ⅰ				
干扰样品Ⅱ				
尿酸样品				

【结果分析】

根据上述计算结果和中华人民共和国卫生行业标准WS/T403 2012或者CLIA'88规定的血清葡萄糖可接受范围，来分析干扰物带来的测定误差在临床上是否有意义。非痛风症患者的血清尿酸浓度使葡萄糖测定带入的误差是否有临床意义。病理性痛风症患者的血清尿酸浓度上限使葡萄糖测定带入的误差，是否会影响其临床应用。

消除干扰的常用方法有：①做空白（对照）试验。一是试剂空白，可以校正标本读数中的试剂部分；另一种是标本空白，用以补偿标本中的被测物以外的其他物质的影响。②采用各种物理、化学的方法分离去除干扰物。③目前使用的双波长或多波长检测仪器，在排除干扰因素方面既有效又简便。

【注意事项】

1. 加入可疑干扰物的浓度 一般应达到有临床价值的范围，最好能达到病理标本的最高浓度值。在确认有影响后还应测定在何浓度时，产生的误差在临床上无意义，即确定使分析结果影响试验临床应用价值的最低可疑物浓度值。

2. 可疑干扰物 可根据被检测物质的检测方法原理，提示出可能的干扰物。一般常考虑的是用胆红素、溶血（血红蛋白）、脂血、防腐剂、抗凝剂等干扰物进行试验。但干扰试验有一定的局限性，因为人们只能试验部分物质的影响，还有许多药物和食物成分未经试验证实，亦不能认为无关。

3. 其他 与回收试验相同，准确加量也是本试验最主要的关键技术，加入干扰物的体积一般应控制在整个样品的10%以内。

四、方法比较实验

【实验目的】

掌握方法比较实验的设计原理和基本方法及统计分析。熟悉方法比较实验的注意事项，客观评价 GOD‐POD 法测定血糖的总系统误差。

【实验原理】

方法比较试验是用于检测候选方法的系统误差，对一批样品同时用候选方法和对比方法进行测定，计算出两种方法间测定结果的差异，以此来计算候选方法在检测样品时可能引入的误差。若选择准确度高的参考方法作为比较方法，可把两个方法间的任何分析误差都归于候选方法。

本教学实验以血糖的参考方法——己糖激酶（HK）法测定血糖（见附录）当作比对方法来评价 GOD‐POD 法测定血糖的总系统误差。

【试剂仪器】

1. GOD‐POD 法血糖试剂盒和 HK 法血糖试剂盒。
2. 血清标本 40 份或以上，其浓度尽可能覆盖整个分析范围。
3. 仪器的准备与重复性试验相同。

【操作步骤】

1. 标本测定 采用 GOD‐POD 法和 HK 法两种方法，严格按照试剂盒说明书对 40 份血清标本分别做双份测定。每次（d）测定 8 个标本，双份测定时第一次按顺序 1、2……7、8，第二次将顺序颠倒过来，按 8、7……2、1，取均值。共测试 5 次（d）。

2. 作散点图 用所测的实验结果作散点图，以比对方法的测定值作为 x 轴，以候选方法的测定值作为 y 轴。进行双份测定时，候选方法的第一次结果与比对方法的第一次结果作图，第二次结果亦如此。通过散点图，可以直观地看到所测数据的分布趋势，若所有测定值在坐标图的大致呈45°角的直线分布，则提示被实验方法与比对方法的测定结果之间存在密切的相关关系；若呈明显的曲线分布，虽然在统计学上可按照非线性资料处理，但在这种情况下，实验方法被采用的可能性极小。

3. 统计处理 如果 x、y 之间呈直线关系，可作直线回归的统计处理，计算回归方程（y = a + bx）和相关系数（r）。回归线的截距 a 代表恒定误差，回归系数（回归线的斜率）b 代表比例误差，相关系数 r 代表两种方法的相关性是否密切。将候选方法的系统误差（SE）与不同医学决定水平（Xc）的允许误差（E_A）作比较，按下面公式计算，以确定候选方法的 SE 是否可接受。

$$|(a + bXc) - Xc| < E_A$$

血糖测定的 Xc = 2.8 mmol/L、6.7 mmol/L、8.9 mmol/L 时，Barnett 提出的 E_A 值为 0.56 mmol/L。

4. 相关分析 在方法比较试验中，相关系数（r）可作为被评价方法可否被接受的一项统计学指标。对相关系数还应作相关系数的 t 检验。

相关系数（r）的 t 检验统计学公式是：

$$t_r = \frac{r\sqrt{n-2}}{1-r^2}$$

5. 公式 方法比较试验的数据属于配对资料，因而作配对 t 检验，其统计学公式是：

$$\text{差值标准差}(S_d) = \sqrt{\frac{\sum(d-\bar{d})^2}{n-1}} = \sqrt{\frac{\sum d^2 - (\sum d)^2/n}{n-1}}$$

$$t = \frac{\bar{d}}{s_d/\sqrt{n}} \quad \text{自由度}(\upsilon) = n-1$$

式中：d 代表候选方法与参考方法测定值的差值（或正或负）；$\bar{d}$ 为差值之平均值；n 为配对数。

在计算 t 值公式中的分子部分是两种方法的偏差值，表明方法间系统误差的大小。分母是平均偏差标准误，反映方法比较实验中随机误差的大小。因此 t 值时方法比较试验中系统误差和随机误差的比值。

【结果分析】

在方法比较试验中的相关系数 r 可作为候选方法可否接受的一种指针，但 r 值随病人标本测定范围的增加而增大，因此在配对资料分析中，不应片面地根据相关系数 r 来判断两种方法分析结果的符合程度。

实际方法比较时，x 与 y 值都有偶然误差存在，b 与 a 只是估计值，需要确定其可信限。在评价一种候选方法时，如果 a=0，b 的数值稍偏离 1.0，那么这种偏离程度是否小到可以忽略不计，因而使候选方法可以接受，这就需要参考 a 及 b 值的变动范围，根据经验判断是否适用于临床检验的目的。

【注意事项】

1. 试验样品数量 一般测定例数为 40~100 例，包括各种疾病的样品，即包括在常规工作中可能遇到的整个分析范围（其中 25% 的标本应低于参考区间下限，50% 的标本在参考区间之内，25% 的标本高于参考区间）。选择合适浓度的样品比增加试验样品的数量更加重要。

2. 重复分析 一般每个样品用两种方法各测定一次，最好各测定两次，不是平行测定，而是分两批次进行测定。要求在同一天的 4h 之内分别完成两次测定。每天测定 2~5 个样品，大约测定 5~20 天，收集数据待处理。

附录：己糖激酶（HK）法血糖测定

【实验原理】

葡萄糖和三磷酸腺苷（ATP）在 HK 催化下，发生磷酸化反应，生成 G-6-P 与二磷酸腺苷（ADP），G-6-P 在 G-6-PDH 的催化下脱氢，生成 6-磷酸葡萄糖酸（6-PGA），同时使 NAD^+ 还原成 $NADH + H^+$，$NADH + H^+$ 在 340nm 有特异吸收峰，其吸光度的升高与葡萄糖的含量成正比。反应式如下：

$$\text{葡萄糖} + ATP \xrightarrow{HK} G-6-P + ADP$$

$$G-6-P + NAD^+ \xrightarrow{G-6-PDH} 6-PGA + NADH + H^+$$

【实验试剂】

1. 酶混合试剂 组成成分及浓度见表 18-4。

表18-4 HK法测血糖的试剂组成

试剂Ⅰ（RⅠ）		试剂Ⅱ（RⅡ）	
ATP	1.40mmol/L	HK	2500U/L
NAD^+	0.8mmol/L	保护剂、稳定剂	适量
G-6-PDH	3800U/L		
三乙醇胺缓冲液（pH 7.5）	50mmol/L		

2. 葡萄糖标准应用液 浓度为5.55 mmol/L（100mg/dl）。

3. 标本要求 标本可以是血清、血浆、脑脊液或尿液。血清或血浆内的葡萄糖30℃稳定4h，2~8℃稳定24h，冷冻可保存更长时间。

【操作步骤】

1. 手工法 按表18-5步骤操作。

表18-5 手工HK法测血糖

	空白管	标准管	测定管	质控管
蒸馏水	10μl	—	—	—
标准液	—	10μl	—	—
质控液	—	—	—	10μl
样品	—	—	10μl	—
试剂	1.5ml	1.5ml	1.5ml	1.5ml

37℃水浴15min 在340nm处，以空白管调零，读取各管吸光度。

2. 自动分析 主要测定参数见表18-6。

表18-6 自动分析主要测定参数

名称	参数	名称	参数
样品量	3.0μl	副波长	450nm
试剂Ⅰ	240μl	温度	37℃
试剂Ⅱ	60μl	测定模式	终点法
主波长	340nm	反应时间	600s

3. 结果计算 按下式计算：

$$C_{标本}(mmol/L) = A_{标本} \times C_{标准}/A_{标准} (mmol/L)$$

参考区间 3.88~5.80mmol/L（70~105mg/dl）。

【方法性能】

1. 线性 本试剂线性可达22.2mmol/L（400mg/dl）。

2. 重复性实验 批内VC（%）≤2.5%，批间（%）≤3.0%。

3. 对比实验 与国际认可的同类产品比较：r=0.991。

4. 贮存 试剂于2~8℃避光保存，自生产日期起8个月内稳定。

五、检测限试验

【实验目的】

掌握检测限试验的设计原理和基本方法。熟悉检测限实验的具体操作、注意事项和评价标准。

【实验原理】

检测能力是分析方法的主要性能指标之一，也是方法学评价的重要内容。测定检测能力的目的是测定一种分析方法检测小量待测物质的能力。

检测限（detection limit）通常是指能与适当的"空白"读数相区别的待测物的最小量。"空白"读数是指由基质、试剂所产生的读数和由仪器或影响测定的因素所产生的残余偏差。将待测物的读数扣除"空白"读数就得到确实存在于样品中的被测组分所产生的分析信号。因此，严格说，检测限就是能产生一个确证在试样中存在被测组分的分析信号所需的该组分的最小量或最小浓度。

国际纯化学和应用化学联合会推荐用检测限而不是用灵敏度作为衡量一个分析方法最大检测能力的指标。

选择不含有待测物质的标本作为空白标本。实际上，除了药物的测定外（因药物不存在正常体液中），其他空白标本只能近似于要求的条件。一般用处理过的标本，如移除或破坏标本中的待测物质，或者用一般标本只是在分析时省去关键的试剂或操作步骤。

本实验采用后者，在 GOD－POD 法测定血糖的试剂中省去 GOD 试剂，其他的试剂不变，经多次测定，求出吸光度的均数和标准差，计算检测限。

【试剂仪器】

1. 试剂 在 GOD－POD 法测血糖的酶混合试剂中去除 GOD，其他试剂的组成成分及浓度不变。

2. 仪器 722 分光光度计、恒温水浴箱等。

【操作步骤】

1. 标本测定 以蒸馏水为空白，取血清标本，用去除 GOD 后的酶混合试剂，按 GOD－POD 法测血糖的操作步骤做 20 次测定，读取并记录下吸光度值。

2. 计算标准差 根据所测得的 20 次吸光度值，计算出平均吸光度及标准差（s），其标准差即为低范围时的不精密度。

3. 计算检测限 即一次测定结果显著高于空白值的低限。假设空白标本的 s 与低值标本的 s 相同，自由度为 20，选用单侧 t 检验，在 $P=0.01$ 水平时，数字为小数点两位，则检测限度大致等于空白均值 $+2.6s$。为简便计，可用"空白均值 $+3s$"代表检出限。因为检测限只是在分析工作中作为警告线，而不是经常用该方法去测最低值，所以更准确而费力的计算是不必要的。

计算时按照连续测定精密度的统计学公式计算：

$$S = \sqrt{\frac{\sum X^2 - (\sum X)^2/n}{n-1}}$$

【注意事项】

1. 检测限 可以表示实验方法的灵敏度，但两者的概念不同。检测限是一种分析方法的最大检测能力的评价指标，更具实用性。例如双缩脲法测定蛋白质的检测限为 200mg/L，而 Lowry 法则为 25mg/L，很明显 Lowry 法的灵敏度要比双缩脲法高。但灵敏度与取样体积、分析方法以及最后的比色或检测需要量均有密切关系。特别是在微量分析中，空白读数的大小与稳定性对灵敏度的影响非常大，不可忽视。

2. 灵敏度 与分析变异有关，所以有学者以斜度/标准差代表灵敏度，在检测待测物浓度较小差别时，这里的灵敏度容易与精密度相混淆。因此，要使方法的灵敏度保持稳定，必须结合精密度及准确度来全面考虑。

3. 终点法灵敏度 用在特定波长下 1cm 光径时单位浓度的吸光度值来表示，如胆固醇酶法测定试剂盒要求其灵敏度 A_{500nm} 为 0.005 时的胆固醇浓度相当于 0.08mmol/L。连续监测法灵敏度用特定波长下 1cm 光径单位酶活性的吸光度值来表示，在试剂盒质量合格时，其灵敏度值与理论计算的 ΔA/min×因数值一致。试剂盒的质量与灵敏度密切相关，灵敏度达不到要求的试剂盒不宜使用。

六、Westgard 方法性能决定图绘制

【实验目的】

掌握 Westgard 方法性能决定图（method decision chart，MDC）绘制的基本方法。熟悉 Westgard MDC 绘制的具体操作过程与结果判断。

【实验原理】

正确度和精密度是检测系统的两大最主要的性能指标，二者结合起来就是检测系统的准确度，但这三个指标仅能用好或者不好来形容，其定量表示方法是以其反义词不精密度（以 CV 表示）、不正确度或者偏倚（以 bias 表示）、不准确度或总误差（total error，TE）来表示。近年来许多实验室采用 Westgard 方法性能决定图方案来评价检测系统，把不精密度和偏倚结合在一起以图像形式表达检测系统的总误差水平能否接受。评价方案中通过对检测系统的不精密度和不正确度进行评估，所得数据点画在 Westgard 方法性能决定图上，此点称为操作性能点（operating point），代表检测系统的总误差水平，根据该点在图上的位置与要求的允许总误差（allowable total error，TEa）作比较，来判断检测系统的分析性能可否接受。目前有三种计算误差的方式（bias 代表不准确度，s 或 CV 代表不精密度）。

$$TE = bias + 2s < TEa \text{ 或 } TE\% = bias\% + 2CV\% < TEa\%。$$
$$TE = bias + 3s < TEa \text{ 或 } TE\% = bias\% + 3CV\% < TEa\%。$$
$$TE = bias + 4s < TEa \text{ 或 } TE\% = bias\% + 4CV\% < TEa\%。$$

应用 Westgard MDC，将不准确度和不精密度以图像的形式表达，在图上与要求的质量标准作比较，结果简单明了。

根据以上几次的实验结果，应用 MDC，可以对葡萄糖氧化酶法（GOD - POD 法）的性能作一综合性的评价。

【操作步骤】

1. 确定允许总误差 建议采用中华人民共和国卫生行业标准 WS/T403 2012 规定的室间质评允许误差。该标准对临床生物化学检验常规项目的允许总误差进行了规定，应以此为实验室的最低质量指标，评估检测系统的可接受性。当然技术水平高的实验室可以制定更高的接受标准。此外，也可以使用基于生物学变异的允许总误差。许多学者以检测项目的参考区间制定质量指标，推荐计算公式：

$$TEa = \pm 1/4 [（参考区间上限 - 参考区间下限）/参考区间均值] \times 100\%$$

2. 确定不精密度 严格按照 NCCLS EP5 - A 文件要求进行操作精密度试验，每天分两批测定一个质控品，两批间隔至少 2h 以上，每个样品重复测定两次。连续 20 天，记录下所测定的结果，根据 EP5 - A 文件公式来确定检测项目的批内不精密度、批间不精密度、日间不精密度、总不精密度和总变异系数的值。

3. 确定不准确度 以项目的偏倚（bias %）来反映检测方法不准确度。bias = [|测定值 - 靶值|]/靶值×100%。

4. 确定操作点 计算直接测定的不精密度、不准确度相对于总允许误差的百分比，分别用 CV%/TEa、bias %/TEa 表示，就是操作点在方法性能决定图上的横、纵坐标。

5. 绘制方法性能决定图 以允许偏倚为纵坐标，允许不精密度为横坐标，制作 Westgard 方

法性能决定图（图 18-1），设定允许总误差为 10%，纵坐标从 0 到 TEa，横坐标从 0 到 1/2TEa。

从 Y 的 TEa 点到 X 的 1/2TEa 画一直线是 bias% + 2CV 线，连接 Y 的 TEa 点到 X 的 1/3TEa 是 bias% + 3CV 线，连接 Y 的 TEa 点到 X 的 1/4TEa 是 bias% + 4CV 线。3 条线将图分为 4 个区，分别为不符合要求性能区（poor performance）、临界性能区（marginal performance）、良好性能区（good performance）和优秀性能区（excellence performance）。将每个检验项目的不精密度和偏倚结合在一起，标记在方法决定图上，可判断该项目的可接受性。

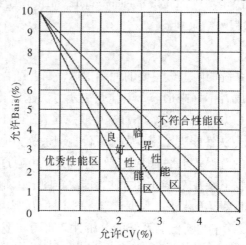

图 18-1 Westgard 方法性能决定图

【结果分析】

方法性能判定的不同水平结果 根据操作点在方法决定图上的位置来判断方法的性能。四种可能分别为：

（1）性能差：操作性能点位于不符合要求性能区，说明方法的总误差水平超过了 TEa 的要求，表明该测定方法不能满足质量要求，对于常规操作不能被接受。若出现这种情况，必须认真查找原因并进行处理，必要时更换新的检测系统。

（2）临界性能：若操作性能点位于临界性能区，说明方法的总误差小于 bias% + 2CV 水平，提示该分析系统的性能一般可以接受，必须由经验丰富的检验人员应用，特别注意预防性保养，监视仪器性能，使用 Westgard 多规则质控方法等措施。尽管能满足临床要求，但很可能失控，日常操作中，需要全面质量控制策略，增加训练有素的操作者，减少人员的轮转，增强仪器维护措施，小心监测病人检测结果，持续努力地改善方法性能。

（3）良好：操作性能点位于良好性能区，说明方法的总误差小于 bias% + 3CV 水平，表明该测定方法能满足质量要求，但需要较好的预防性保养；在日常工作中，只要小心计划统计质量程序且能运用每批 4~6 个控制测定值的多规则质控方案，测定方法就能被很好地进行管理。

（4）优秀：若操作性能点位于优秀性能区，说明方法的总误差小于 bias% + 4CV 水平，提示它们的分析性能完全可以接受，通常使用简单的质量控制方法如 1_{3S} 规则便能很好地控制其质量。在日常工作中测定方法易于管理，通常每批 2 个控制测定个数，单规则的质控方案就能很好地控制。

（胡礼仪）

实验十九 临床生物化学试剂盒性能评价

【实验目的】

掌握测定试剂盒线性范围的方法,试剂盒终点法和速率法时间反应曲线试验。熟悉时间反应曲线绘制方法,单、双试剂的优缺点。了解临床可报告范围的评价方法,影响试剂盒稳定性的各项因素,单、双试剂测定尿酸的注意事项。

一、线性范围试验

【实验背景】

线性范围一般是指分析测量范围(analytical measurement range,AMR):指患者标本未经任何处理(稀释、浓缩或其他预处理),由检测系统直接测量得到的可靠结果范围,在此范围内一系列不同标本分析物的测量值与实际浓度(真值)呈线性比例关系。

分析测量范围是试剂盒性能评价的一个重要指标。分析测量范围的评价有助于发现方法学原理、仪器、校准品、试剂、操作程序、质量控制计划等方面的误差来源。

在检验医学领域,经过多年的发展和改进,已经建立了多种评价分析测量范围的方法。由最初的目测分析判断、平均斜率法,到 CLSI 的统计学回归分析评价方案(EP 6 - P),再到美国病理学家协会(CAP)的多项式线性评价方案(CAP - IRC),再发展到 CLSI 采纳 CAP - IRC 方法后得到的 EP 6 - A 以及最新的 EP6 - A2。

我国相关部门和机构发布了一些行业标准如:国家标准《临床化学体外诊断试剂(盒)(GB/T 26124—2011)》、卫生行业标准《临床实验室对商品定量试剂盒分析性能的验证(WS/T 420—2013)》等。

目前,市售葡萄糖氧化酶法试剂盒的线性范围一般为 0 ~ 22.24mmol/L。实验前,配制 40mmol/L 葡萄糖标准溶液作为储存液,进行高浓度标本配制。实验时可酌情增减。

本实验采用两种结果分析方法,一种是简单的分析方法,参考国家标准 GB/T 26124—2011;另外一种需使用统计学软件,主要参考 EP 6 - A。可根据情况选择分析方法。

【实验原理】

本试验配制不同浓度的葡萄糖标准溶液,用 GOD - POD 法试剂在生化分析仪或分光光度计上测定其相应结果,以理论浓度为横坐标,实测浓度为纵坐标,作图,即可得到其线性范围的直观图。

【实验试剂】

1. 40mmol/L 葡萄糖标准溶液 称取已干燥恒重的无水葡萄糖 7.208g,溶于 12mmol/L 的苯甲酸溶液约 700ml,定容至 1000ml。

2. GOD - POD 法血糖试剂盒

【操作步骤】

1. 仪器准备 仪器开机后,按照 GOD - POD 血糖试剂盒和配套校准品的说明书进行定标和室内质控物操作。

2. 线性标本准备　制备达到 GOD-POD 法血糖试剂盒线性范围的高浓度标本和低浓度标本。标本 H：6ml 浓度为 40mmol/L 葡萄糖标准溶液混合 4ml 的蒸馏水。标本 L：10ml 蒸馏水。将标本 L 和标本 H，按照表 19-1 操作，得到 5 个浓度标本：

表 19-1　线性范围试验操作步骤

	X_1	X_2	X_3	X_4	X_5
标本 L（μl）	400	300	200	100	0
标本 H（μl）	0	100	200	300	400
理论浓度（mmol/L）	0	6	12	18	24

将 5 个不同浓度的标本，随机排列，每个标本测定 4 次。

3. 计算结果　离群点检查（Dixon 方法）：将每个标本（X_1 到 X_5）4 次的测定结果从大到小排列成 $Y_1 \sim Y_4$；计算离散值（D）；将离散值与界线值比较，确定有无离群点。计算 $D = Y_1 - Y_4$、$D_1 = (Y_1 - Y_2)/D$ 和 $D_2 = (Y_3 - Y_4)/D$。若 D_1 和 D_2 中的数据超过界限值 $P_{0.05} = 0.765$ 和 $P_{0.01} = 0.889$，则该点为离群点，应删掉。

（1）计算均值：计算每个标本去除离群点后测定结果的均值。

（2）绘制曲线图：以理论浓度为横坐标，测定结果的均值为纵坐标，作图，见图 19-1。

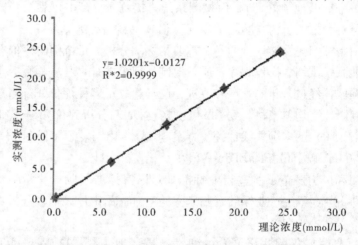

图 19-1　GLU 试剂理论浓度和实测浓度均值散点图

【结果分析 1】

若所有梯度浓度试验测试点呈直线趋势，即可采用回归分析，求出此直线的截距 a 和斜率 b，建立直线回归方程 $y = a + bx$，并求出相关系数（r）。

一般来说，要求 a 接近于 0，b 在 0.95~1.05 之间，r 满足说明书要求。若满足此条件，则可简单判断该试剂盒的线性范围是否符合要求。若 a 偏大，$b < 0.95$ 或 $b > 1.05$ 则认为实测值与预期值间存在较大偏差，可舍去某一组数据，另作回归分析，直到 a 接近于 0，b 在 0.95~1.05 之间，r 满足说明书要求，此时的线性范围即为分析测量范围。

【结果分析 2】

采用 EP6-A 的方法。EP6-A 采用多项式回归作为分析测量范围的评价方法。该方法采用了二元一次直线回归、二次和三次的曲线回归统计处理，以统计估计值与实际检测值的差异来判断，统计误差最小的为最适直线或曲线，而且在分析过程中结合临床允许的偏差。但线性评价的结果从统计学上认为非线性，但若采用线性方式处理患者结果的偏差不超过临床允许的误差，可以接受作为线性处理，称为临床可接受线性。

1. 多项式回归分析 先对所绘制的曲线图按照表19-2进行一次、二次和三次多项式回归分析，可以借助统计软件完成。

表19-2 多项式回归结果表

阶别	回归方程	回归自由度（Rdf）
一次	$Y = b_0 + b_1 X$	2
二次	$Y = b_0 + b_1 X + b_2 X^2$	3
三次	$Y = b_0 + b_1 X + b_2 X^2 + b_3 X^3$	4

回归系数用 b_i 表示，在二次多项式级模型中，b_2 为非线性系数；在三次多项式模型中，b_2 和 b_3 为非线性系数。计算每个非线性系数斜率的标准差 SE_i（可由回归程序算出），然后进行 t 检验，判断非线性系数是否有统计学意义，即与0之间有无差异。一次多项式模型中的 b_0 和 b_1 两个系数不用分析，因为它们不反映非线性。b_2 和 b_3 的统计分析按下式计算：

$$t = b_i / SE_i$$

自由度的计算公式为 $df = L \cdot R - Rdf$，L 为准备的不同浓度标本数，R 为重复检测次数，Rdf 为回归分析时的自由度，指 Rdf 回归模型中系数的数量（包括 b_0）。将所有计算结果填入表19-3。

表19-3 线性回归分析统计表

阶别	回归系数	结果	斜率标准误	t 检验	自由度 $df = L \cdot R - Rdf$	t 值表	回归标准误
一次	b_0				—		
一次	b_1				22	2.07	
二次	b_0				—		
二次	b_1				—		
二次	b_2				21	2.08	
三次	b_0				—		
三次	b_1				—		
三次	b_2				—		
三次	b_3				20	2.09	

注1：计算 t 检验结果时，斜率标准误和回归系数的小数位数要尽可能地多。数据建议用统计学软件处理，如：SPSS 软件：输入两列数据后 - 分析 - 回归 - 曲线估计 - 加入变量和自变量，在模型中勾选线性，二次项和立方，显示 ANOVA 表格 - 确定。
注2：表中的"-"代表缺省。

如果二次和三次多项式中非线性系数 b_2 和 b_3 小于 t（$p > 0.05$），则认为存在线性关系，除非有不精密度高的假相造成非线性。如果二次多项式模型的非线性系数 b_2，或三次多项式模型的 b_2 或 b_3 中任一个与0比较，有显著差异（$p < 0.05$），则该组数据存在统计学上的非线性。要结合临床允许的偏差来评价非线性程度。

2. 非线性程度检测 通过计算回归标准（误）差（$S_{y,x}$），确定最适的二次多项式或三次多项式模型。$S_{y,x}$ 是统计分析测量结果与模型的差值，$S_{y,x}$ 越小，说明该模型越适合。

每一个浓度处的线性偏差（DL_i）计算如下：

$$DL_i = p(X_i) - (b_0 + b_1 X_i)$$

X 的取值范围从 X_1 到 X_5，$p(X_i)$ 为最适多项式回归模型在 X_i 处的值，DL_i 为每个不同浓度处二次多项式模型与一次多项式（线性）模型的差值，或三次多项式模型与一次多项式（线性）模型的差值，即非线性模型与线性模型在每个浓度点的差值。DL_i 应与预先设定目标的单位一致，以便进行比较。如果要换算成百分比，则将每个 DL_i 除以该浓度值（已知值）或测量均值(相对浓度)再乘以 100%。DL_i 仅表示该浓度水平处的偏差,而不反映点与点之间的偏差。将所有结果填入表 19-4。

表 19-4 线性偏离分析表

测量均值	预测值(1st)	预测值(2st 或 3st)	线性偏离(DL_i)	%线性偏离($DL_i\%$)	设定误差要求

将每个浓度水平处的 DL_i 与设定的误差范围比较,如果 DL_i 小于预先设定误差,即为临床可接受的线性关系。如果任一个点 DL_i 超过设定目标,则代表该点可能是非线性,此时按以下两种方法进行处理:

(1) 试图找到非线性的原因(标本准备、干扰物质、仪器定标等)并解决。

(2) 观察响应(测量)浓度与预期值散点图,判断非线性是在分析浓度范围的两端或中间。如果是在两端,舍去 DL_i 最大值的浓度点,重新进行统计分析,这样就会缩小线性范围。

【注意事项】

1. 应以葡萄糖理论浓度作为横坐标,测定值为纵坐标作图,而不能以葡萄糖理论浓度和对应的吸光度值作图。

2. 本试验作线性标本稀释时,未考虑基质效应。

3. 线性评价的方法有很多,本试验结果分析 2 主要参照了 EP6-A 文件,并进行了适当简化。

二、临床可报告范围

【实验背景】

在临床检测中,经常会碰到实际浓度大于线性范围上限的标本。因此需了解标本是否可以通过稀释进行重新检测。临床个别标本结果低于线性范围的下限,因此需验证检测结果是否可靠。这些都与临床可报告范围相关。通过临床可报告范围的上限,可以了解试剂盒的最大稀释倍数并保证结果的可靠。通过临床可报告范围的下限,可以确定满足试剂盒的总误差要求的最低检测浓度。

【实验原理】

临床可报告范围(Clinical Reportable Range,CRR):指定量检测项目向临床能报告的检测范围,患者标本可经稀释、浓缩或其他预处理。

测定稀释后的已知浓度/活性被测物质,比较实测结果乘以稀释倍数后的结果与已知的浓度/活性偏差是否符合试剂盒要求的偏差范围。如果符合,则该稀释倍数乘以线性范围上限即为该试剂盒的可报告范围上限。

多次测定一系列浓度在线性范围下限附近的标本,计算其 CV 值,若 CV 值刚好小于试剂盒要求时,该低值浓度为可报告范围低限。

本试验配制不同浓度的葡萄糖标准溶液,用 GOD-POD 法试剂在生化分析仪或分光光度计上测定其相应结果。

【实验试剂】

1. 40.00mmol/L 葡萄糖标准溶液 称取已干燥恒重的无水葡萄糖7.208g，溶于12mmol/L 的苯甲酸溶液约700ml，摇匀，以12mmol/L的苯甲酸溶液定容至1000ml。

2. GOD - POD 法血糖试剂盒

【操作步骤】

1. 仪器准备 仪器开机后，按照GOD - POD血糖试剂盒和配套校准品的说明书进行校准和室内质控物操作。

2. 标本准备

（1）高浓度标本准备：将40.00mmol/L葡萄糖标准溶液用生理盐水或5%牛血清白蛋白生理盐水溶液按照表19 - 5进行5、10、20、40倍稀释。

表19 - 5 高浓度标本浓度梯度稀释表

	X_1	X_2	X_3	X_4
理论浓度（mmol/L）	8.00	4.00	2.00	1.00
40.00mmol/L 葡萄糖标准溶液（μl）	100	100	100	100
稀释液（μl）	400	900	1900	3900

（2）低浓度标本准备：将4.00mmol/L葡萄糖标准溶液用生理盐水或5%牛血清白蛋白生理盐水溶液按照表19 - 6进行稀释，产生接近于方法线性范围低限5个浓度水平的标本。

表19 - 6 低浓度标本浓度梯度稀释表

	X_5	X_6	X_7	X_8	X_9
理论浓度（mmol/L）	0.1	0.2	0.3	0.4	0.5
4.00mmol/L 葡萄糖标准溶液（μl）	10	20	30	40	50
稀释液（μl）	390	380	370	360	350

3. 标本测定 将 $X_1 \sim X_4$，每个重复测定3次。将 $X_5 \sim X_9$，每个重复测定10次。

4. 结果计算 将所测结果填入表19 - 7和表19 - 8。

分别计算平均值、SD、CV值。对于可报告范围高限还应计算乘以稀释倍数后的还原浓度和相对偏差。

表19 - 7 可报告范围（低限）数据记录表

	浓度1	浓度2	浓度3	浓度4	浓度5
1					
2					
3					
4					
5					
6					
7					
8					
9					
10					
平均					
SD					
CV%					

表 19-8　可报告范围（高限）数据记录

	浓度 1	浓度 2	浓度 3	浓度 4
1				
2				
3				
平均				
稀释倍数				
还原浓度				
理论浓度				
相对偏差（%）				

【结果分析】

可报告范围低限：浓度 1 到浓度 5 中，CV% 刚好低于试剂盒说明书要求时的浓度即为可报告范围低限。

可报告范围高限：选取还原浓度与理论浓度的偏差（%）等于或小于试剂盒说明书标示 CV 值时的最大稀释倍数为方法推荐的最大稀释倍数，方法线性范围的上限与最大稀释倍数的乘积为该方法可报告范围的高限。

【注意事项】

1. 在可报告范围（下限）数据中，若所有浓度的 CV% 数据都不符合要求，则可以继续增加待测标本的浓度直到 CV%，符合要求。

2. 在可报告范围（上限）检测时，在一般需要至少 3 个临床标本（血清等），进行稀释检测。为了试验方便，本次试验仅用 1 份 GLU 标准溶液代替 3 份临床标本。

3. 本试验做线性标本稀释时，未考虑基质效应。

三、时间反应曲线试验

【实验背景】

终点法和速率法（连续监测法）是分析仪测定吸光度的两种方法。

终点法按照测光点的个数分为：一点终点法、两点终点法。要求测光点附近的吸光度比较稳定（达到终点）。本实验要观察测光点附近的几个点的吸光度变化，其变化一般应 < 0.001。氧化酶法测定葡萄糖使用两点终点法，第一个测光点设置在加入试剂 1 和标本后 5min 且试剂 2 加入之前，第二个测光点设置在试剂 2 加入后 5min。对于市售的 GOD-POD 法血糖试剂盒，一般线性范围上限都在 22mmol/L 左右。故本实验在 10mmol/L、20mmol/L 的标本第二个读数点，其反应均应该达终，而 40mmol/L 的标本不会达终。

速率法（Rate）：亦称动力学法，连续监测法。测光点一般设置在加入试剂 2 并孵育一段时间后开始，持续 1~3min。要求两个测光点之间的时间反应曲线成线性。

（一）终点法

【实验原理】

终点法是测定化学反应达到平衡时产物的生成量，又称平衡法。用略高于参考值上限的标准液或定值血清进行测定，观察反应达到平衡期的时间以反应持续和终止的时间（见图 19-2）。

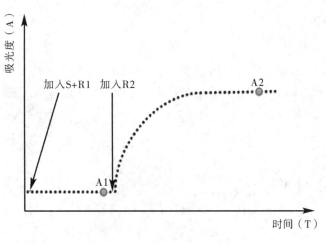

图 19-2 终点法反应曲线

【实验试剂】

1. 40.00mmol/L 葡萄糖标准溶液 称取已干燥恒重的无水葡萄糖 7.208g，溶于 12mmol/L 的苯甲酸溶液约 700ml，摇匀，以 12mmol/L 的苯甲酸溶液定容至 1000ml。

2. GOD-POD 法血糖试剂盒

【操作步骤】

1. 仪器开机后，按照 GOD-POD 血糖试剂盒和配套校准品的说明书进行校准和室内质控物操作。

2. 将 40.00mmol/L 葡萄糖标准溶液用生理盐水或 5% 牛血清白蛋白生理盐水溶液按照表 19-9 进行稀释。

表 19-9 葡萄糖标准溶液浓度稀释梯度表

	X_1	X_2	X_3	X_4
40.00mmol/L 葡萄糖标准溶液（μl）	0	100	200	400
稀释液（μl）	400	300	200	0
理论浓度（mmol/L）	0	10	20	40

3. 标本测定。4 个不同浓度的标本，每个标本测定 1 次。观察 0、10、20、40 mmol/L 标本的时间反应曲线，并记录吸光度和时间的数据。以吸光度为纵坐标，反应时间为横坐标作图，观察平衡期出现、持续和终止的时间点。

【注意事项】

1. 若试剂空白吸光度（即 0mmol/L 的 GLU 标本在试剂盒规定时间下，主波长的吸光度）不符合说明书规定标准，表示试剂质量有了变化不能使用，否则会影响测定的精密度和准确度。

2. 试剂空白的时间反应曲线应平坦，吸光度在整个反应期间无明显波动，否则表明试剂或仪器不稳定。

3. 观察 10mmol/L、20mmol/L 和 40mmol/L 浓度的标本平衡时间的区别，会发现 10mmol/L 浓度标本达终较快，20mmol/L 浓度达终慢，而超过线性范围的 40mmol/L 浓度则不达终。

4. 终点法测定应在反应曲线稳定期间读取吸光度，尤其是对显色不稳定的反应，应严格控制比色测定在稳定期内完成。

（二）连续监测法

【实验原理】

连续监测法测定的是酶促反应的初速度。本试验用丙氨酸氨基转移酶（ALT）试剂盒进行测定，连续观察该反应中的延迟期、线性期和非线性期的整个过程（见图19-3）。

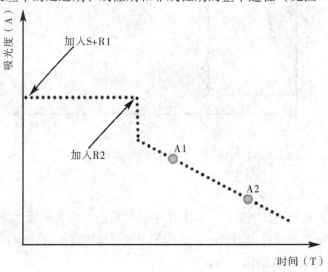

图19-3　连续监测法反应曲线

【实验试剂】

ALT连续监测法试剂盒。

【操作步骤】

1. 将准备好的标本按照仪器的操作方法测定1次。
2. 标本测定完成后，记录吸光度和时间的数据。以吸光度为纵坐标，反应时间为横坐标作图，观察延迟期、线性期、非线性期的出现、持续和终止的时间。

【注意事项】

1. 试剂空白吸光度应该符合试剂说明书规定要求，否则该试剂不能使用。
2. 试剂空白吸光度变化率应小于试剂说明书规定值，否则表明试剂本身有分解变化，会造成测定结果误差。
3. 观察试剂的读数点是否在线性期内，否则应予修改。

四、稳定性实验

【实验背景】

试剂盒的稳定性是指试剂（盒）在生产企业规定界限内保持其特性的能力。稳定性适用于：当体外诊断试剂，校准物或质控物储存、运输和在生产企业规定的条件下使用时；复溶后冻干材料和（或）制备的工作液；打开密封容器的材料、校准后的仪器或测量系统。

试剂盒在生产时，其性能是符合要求的，但并不能肯定试剂盒在经过①厂家贮存一段时间，②运输到中间商过程中，③中间商贮存一段时间，④到用户手中时，⑤用户贮存一段时间后，其性能都能和刚生产时的性能一致或符合说明书要求。这就需要我们进行稳定性试验验证其性能在各种条件下是否符合要求。

本实验主要验证试剂盒在37℃的条件下，试剂的正确度随时间变化情况。

【实验原理】

试剂的稳定性随贮存条件和放置时间会发生变化，其变化的主要倾向是随贮存时间的延长，试剂成分自身不断变化导致试剂性能的降低。试剂盒的稳定性主要包括：试剂开瓶稳定性、热稳定性和效期内稳定性。

开瓶稳定性：试剂盒在生化分析仪上使用时，试剂暴露于空气中，容易受到污染。如温度、空气、仪器吸样针的影响。

热稳定性：试剂在运输或储存过程中，不能维持试剂所需的贮存温度，过高或过低的温度都会影响试剂的稳定。

效期内稳定性：即使试剂盒在规定的贮存条件下，其稳定性也会随时间的变化而缓慢地变化。

【实验试剂】

1. 标本 5.55mmol/L葡萄糖标准溶液、20.00mmol/L葡萄糖标准溶液。

2. 试剂 GOD-POD法血糖试剂盒。

【操作步骤】

1. 取GOD-POD法血糖试剂盒分成8份，每天放入1份到37℃的水浴箱，共放7天。在第8天时，将已放入水浴箱的7份试剂和未放入的1份取出待用。

2. 按GOD-POD法血糖试剂盒的操作方法，分别用上述的8份试剂测定5.55mmol/L葡萄糖标准溶液、20.00mmol/L葡萄糖标准溶液三份标本，重复测定3次。

3. 以标本结果为纵坐标，天数为横坐标，绘制水浴0到7天的试剂的结果变化图，并作出热稳定性的评价。

【注意事项】

1. 开瓶稳定性的试验方法和热稳定性的类似，将热贮存条件改为开口贮存条件即可。

2. 试剂盒的稳定性与贮存条件密切相关，防止试剂在使用过程和贮存中受污染。

3. 评价试剂盒的稳定性应采用高值标本进行。

4. 判断指标一般按试剂盒说明书上规定的要求进行判断。如无规定可计算出发生偏差时的结果与标准浓度比较，若出现的误差大于医学决定水平下的允许误差即不可取。本葡萄糖测定的允许误差为0.56mmol/L。

5. 本实验的准备时间为7天，每天将试剂盒放入水浴箱中，最后一天同时检测。

五、单双试剂对比评价

【实验背景】

试剂按照组成成分主要分为单试剂或双试剂。单试剂就是将生化检验项目所用到的试剂混合在一起，组成为一种单一试剂。应用时，只需将标本和试剂按一定比例混合，即可进行检测。液体双试剂就是将试剂盒中包含两种试剂，通常试剂1起到消除内源性干扰的作用，试剂2为启动被检测物质反应的试剂，两种试剂共同完成整个反应。

单试剂的优点是操作简便适用于各类生化分析仪，节约试剂位；其缺点是配方复杂（稳定剂、掩蔽剂），稳定性差，不能完全避免内外源物质干扰。

双试剂的优点是：消除标本中的内外源干扰、更加符合反应的特性和过程、试剂更加稳定、可用抑制法直接测定某些同工酶；其缺点是需要占用两个试剂位。

本试验所用的UA双试剂中，试剂1含有抗坏血酸氧化酶，当被检标本加入试剂1在37℃作用5min，将内源维生素C_3、外源性维生素C_3消耗掉。将双试剂混合成单试剂时，所有的反应过程是同时进行的,虽然试剂中的抗坏血酸氧化酶消除了部分维生素C,仍有部分维生素C消耗了尿酸的生成产物过氧化氢,使显色反应不足,结果偏低。

【实验原理】

尿酸酶使尿酸氧化生成尿囊素(allantoin)和过氧化氢,后者被过氧化物酶催化分解,并使4-氨基安替比林(4-AAP)和苯酚氧化生成有色醌系色素,其色泽与标本中尿酸浓度成正比。其反应结构式如下:

【实验试剂】

1. 试剂1 主要含有 0.10mol/L 哌嗪-1,4-双(2-乙磺酸)、3000U/L 过氧化物酶(POD)、20μmol/L 亚铁氰化钾、0.5mmol/L 的苯酚、1000U/L 抗坏血酸氧化酶。

2. 试剂2 主要含有 2.5mmol/L 的 4-氨基安替比林(4-AAP)、100U/L 的尿酸酶(Uricase)。

3. 尿酸标准贮存液(6.0mmol/L) 取 60mg 碳酸锂(AR),溶解在 40ml 蒸馏水中,加热至 60℃,使其完全溶解。精确称取尿酸(MW 168.11)100.9mg,溶解于热碳酸锂溶液中,冷却至室温,转入 100ml 容量瓶中。用蒸馏水稀释至刻度,贮存在棕色瓶中。

4. 尿酸标准应用液(300μmol/L) 在 100ml 容量瓶中,加尿酸标准贮存液 5ml,加入乙二醇 33ml,然后以蒸馏水稀释到刻度。

5. 维生素C标准应用液(120mg/dl) 取 120mg 维生素C纯品(AR),溶解在 50ml 蒸馏水中,使其完全溶解,转入 100ml 容量瓶中,用蒸馏水稀释至刻度,贮存在棕色瓶中。

6. 血清 取一份浓度在 200μmol/L 左右的血清标本,标为血清1。取 1.9ml 血清标本1,加入 0.1ml 蒸馏水,得到血清标本2;取 1.9ml 血清标本1,加入 0.1ml 维生素C标准应用液,得到血清标本3。

【操作步骤】

1. 双试剂法 取试管4支，按表19-10操作。

表19-10 双试剂终点法测定尿酸

加入物（μl）	空白管	标准管	测定管1	测定管2
蒸馏水	6	—	—	—
尿酸标准应用液	—	6	—	—
血清标本2	—	—	6	—
血清标本3	—	—	—	6
试剂1	200	200	200	200
混匀，37℃水浴5min，读取吸光度A1				
试剂2	100	100	100	100
混匀，37℃水浴5min，读取吸光度A2，ΔA = A2 − A1				

半自动生化分析仪上检测时，先在空白管中加入对应的标本（加入物），然后加入试剂1，5min后在波长505nm监测吸光度A1，然后加入试剂2，混匀，5min后在波长505nm监测吸光度A2，ΔA = A2 − A1。标准管、测定管1、测定管2操作方法同空白管。

2. 单试剂法

（1）将试剂1和试剂2按2:1比例混合，即成混合试剂。

（2）取试管4支，按表19-11操作。

表19-11 量单试剂速率法测定尿素

加入物（μl）	空白管	标准管	测定管1	测定管2
蒸馏水	6	—	—	—
尿酸标准应用液	—	6	—	—
血清标本2	—	—	6	—
血清标本3	—	—	—	6
混合试剂	300	300	300	300

半自动生化分析仪上检测时，先在空白管中加入对应的标本（加入物），然后加入混合试剂，反应5min后在波长505nm监测吸光度A。标准管、测定管1、测定管2操作方法同空白管。

结果计算

$$尿酸（\mu mol/L） = \frac{\Delta A_{样品} - \Delta A_{空白}}{\Delta A_{样品} - \Delta A_{空白}} \times 300$$

结果分析

通过观察双试剂法测定管1、测定管2以及单试剂法测定管1和测定管2的结果，即可发现单双试剂在抗干扰方面的差别。

【注意事项】

1. 血清和尿液标本中的尿酸在室温下可稳定3天，本实验建议选用新鲜标本。

2. 尿酸在水中溶解度极低，但易溶于碱性碳酸盐溶液中，配制标准液时，加碳酸锂并加热助溶。如无碳酸锂，可用碳酸钠代替。

3. 尿酸标准在水溶液中稳定性较差，尿酸标准贮存液和应用液均不建议长时间放置，要求做到现用现配或使用厂家标准品。

4. 血液标本最好用血清,全血中的其他还原性物质同样可导致结果偏低。

5. 双试剂相对于单试剂,主要提高了试剂的抗干扰能力和试剂的稳定性等,可根据稳定性的方法,比较单双试剂在稳定性方面的差异。

6. 反应底物苯酚可用3,5二氯-2-羟苯磺酸(DHBS)或N-乙基-N-(2-羟基-3-丙磺基)-3-甲基苯胺(TOOS)替代,试验时请使用相应的波长进行检测。

【思考题】

1. 简述试剂盒性能评价指标。
2. 简述评价商品试剂盒测定线性范围的方法,导致线性范围变窄的原因有哪些?
3. 临床可报告范围(CRR)和分析测量范围(AMR),哪个浓度范围更广?为什么?
4. 简述试剂盒终点法测定时间反应曲线试验的原理,怎样绘制终点法测定时间反应曲线图?
5. 简述试剂盒连续监测法测定时间反应曲线试验的原理,怎样绘制连续监测法测定时间反应曲线图?
6. 试剂盒稳定性指什么?易受哪些因素影响?

(邹炳德)

实验二十　临床生化检测系统的溯源与校准

一、临床生化分析自建检测系统的溯源

改变制造厂商溯源系统（仪器、试剂、校准物、操作程序）中任何一个条件，或改变操作程序中任何一个控制条件称之为生化分析自建检测系统。自建检测系统在使用之前必须量值溯源，以确保结果的准确性和可靠性。

【实验目的】

通过临床生化分析自建检测系统的溯源实验，使学生掌握检验医学准确性的来源，了解溯源的一般操作过程。

【实验背景】

溯源要求：计量溯源性是国际间相互承认测量结果的前提条件，中国合格评定国家认可委员会（CNAS）将计量溯源视为测量结果有效性的基础。溯源是检验医学标准化的唯一途径。临床检验结果准确，具有跨越时间和空间的可比性，一直是检验医学界的工作目标。建立符合标准要求的参考测量系统（参考方法、参考物质、参考实验室）是实现检验结果准确性和可比性的重要措施。

溯源理论：进入21世纪以来，国际标准化组织（ISO）为检验医学参考测量系统先后颁布了一系列标准，包括体系建立、参考方法、参考物质、不确定度评定等方面，直接指导参考实验室建设和量值溯源工作。国际检验医学溯源委员会规定医学参考实验室认可需同时符合ISO17025和ISO15195的要求。

溯源组织：2002年由国际计量局（BIPM）、国际临床化学与检验医学联合会（IFCC）和国际实验室认可组织（ILAC）签署协议，联合成立检验医学溯源联合委员会（JCTLM），其秘书处设在国际计量局。JCTLM指导全球的参考实验室工作，每年颁布参考方法和参考物质名单，组织全球参考实验室能力验证活动（简称RELA试验）和提供合格的参考测量服务实验室名单供全球政府机构、仪器试剂生产厂商、医疗机构选择服务。

溯源活动：我国2007年成立全国临床医学计量技术委员会，秘书处设在中国计量科学研究院，国际上与JCTLM工作对接。卫计委临床检验中心首先建立医学参考实验室，2003年开始参加RELA试验，国内大的制造厂商和三甲医院紧跟而上，纷纷建立参考实验室，2006年参加RELA试验的单位增至5家。截至2015年2月中国已经有26个参考实验室参加RELA试验，居世界第一。CNAS已经于2011年开始医学参考实验室认可工作，国内已经有3个参考实验室获得国际认可，列入全球参考测量服务名单，居世界第二（JCTLM网站可查具体国家和单位）。我国有实力的诊断试剂厂商已经对自己的产品每批进行量值溯源，校准物靶值均带有不确定度，以便于临床检验部门评估患者结果的不确定度。中国检验医学的标准化进程正在追赶欧美发达国家。

【实验原理】

从ISO17511中溯源至SI单位溯源链（图20-1）可以看出，诊断试剂厂商处在溯源链的

中间，起着承上启下的作用。如果厂商参考实验室每批产品都进行了量值溯源，有溯源报告，临床实验室使用的检测系统（仪器、试剂、校准物、操作程序）和厂商的溯源系统一致，此系统直接检测患者的结果具有溯源性，其厂商的溯源文件可以不加修改直接应用。此时，临床实验室结果溯源至厂商校准物，厂商校准物溯源至参考物质或参考方法，参考方法或参考物质溯源至 SI 单位。

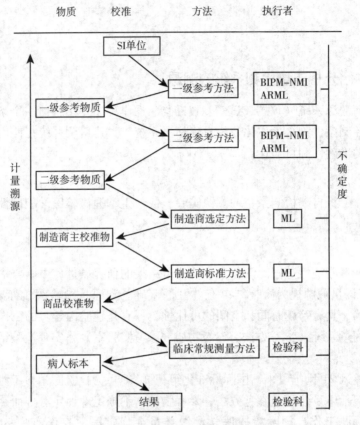

图 20-1 溯源至 SI 单位的溯源图

注1：上图中"商品校准物"之前除"SI单位""一级参考方法"外其他都可以省略。也就是说厂商可以直接用一级参考方法给商品校准物赋值。

注2：BIPM 是国际计量局、NMI 是国家计量机构、ARML 是获认可的参考实验室、ML 是厂商参考实验室的简称。

计量溯源的目的，应是使经校准的常规测量程序结果（患者结果），按现有校准最高水平所得值表示。

【实验试剂】

1. 新鲜血清：40 例（至少）。
2. 参考物质：根据实验项目而选定。
3. 实验项目的试剂盒。

【操作步骤】

1. 自建检测系统结果溯源至参考方法

（1）实验操作：将 20 例新鲜标本（含高、中、低值）同时送参考实验室参考方法和自建检测系统进行测定（图 20-2）。

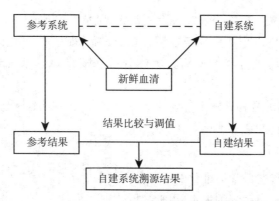

图 20-2 溯源至参考方法示意图

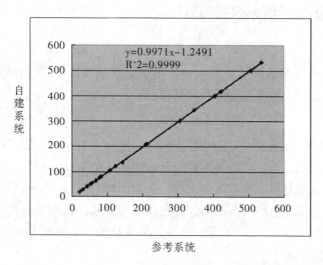

图 20-3 20 例标本坐标图

以参考方法结果为横坐标、自建检测系统结果为纵坐标，20 例结果一一对应绘坐标图，即可观察到自建系统的溯源性（图 20-3）。

如果此曲线斜率为 1，截距为 0，则两种方法完全一致，说明自建系统具有溯源性；如果斜率离 1 越远，截距离 0 越远，说明自建系统越差；如果截距接近于 0，可以以斜率为 1 修订计算自建系统校准物的新值，将新值替换仪器内旧值、重新校准后再检测上述 20 例标本结果，再与参考方法结果比较进行比较、调值，到斜率接近于 1 为止。

（2）注意事项：①20 例临床新鲜血清一定有含医学决定水平的高中低值，否则结果点在一端，很难判断两种方法相关性。②参考方法是 JCTLM 推荐的参考方法，应参加过 RELA 试验符合要求。③两种方法都处在质量控制条件下。

2. 自建系统溯源至参考物质

（1）实验操作：在临床生化分析仪两个通道分别用参考物质和自建系统校准物校准系统，然后在两个通道上同时测定 20 例新鲜标本（含高、中、低值），以参考物质校准结果为横坐标、自建检测系统结果为纵坐标绘图，即可观察到自建系统的溯源性。坐标分析和修订自建系统校准物值同溯源至参考方法。

（2）注意事项：①20 例临床新鲜血清一定有含医学决定水平的高中低值。②参考物质与血清具有较好的互通性。③两个通道都处在质量控制条件下。④用参考方法或参考物质定值的新鲜血清、EQA 样本、能力验证标本均可视为参考物质，用作自建检测系统的溯源。

3. 自建系统一致性比较（仅适用于既没有参考方法又没有参考物质的项目）

（1）实验操作：EP9-A2 方案可以用于评价自建系统与公认测量方法之间的偏倚，获得一致性结果。不少于40份病人标本,连续5天,每天8份,标本按1~8,8~1顺序做测定,两种方法都按此实验。应在2h内测定完毕。用公认方法结果为横坐标、自建检测系统结果为纵坐标绘图,即可观察到两种方法的偏倚。坐标分析和修订自建系统校准物值同溯源至参考方法。

(2)注意事项:①40例血清标本应含高、中、低值,否则不易判断两种方法差异。②自建方法和比较方法都处于质量控制下。

【思考题】

1. 为什么说溯源是检验医学标准化的唯一途径?
2. 自检检测系统和溯源系统的根本差别是什么?

二、临床生化分析检测系统的校准

【实验目的】

通过临床生化分析检测系统的校准实验,使学生熟悉校准是检验医学的质量控制措施之一,掌握校准的条件,了解校准报告分析和解释。

【实验背景】

校准属计量学范畴。校准是在规定条件下的一组操作,第一步是确定由测量标准提供的量值与相应示值之间的关系,第二步则是用此信息确定由示值获得测量结果的关系,这里测量标准提供的量值与相应示值都具有测量不确定度;表示示值与对应测量结果关系的图形称之为校准图;表示示值与对应测得值间关系的曲线称之为标准曲线。校准是有等级序列的,从参照对象到最终测量系统之间校准的次序,其中每一等级校准的结果准确性取决于前一等级校准的结果。

国际溯源联合委员会(JCTLM)网站将检验医学的校准分为三级:第一级,国家计量机构;第二级,参考实验室;第三级,临床实验室,执行标准为ISO15189,为患者提供测量服务。

ISO15189《医学实验室-质量和能力的要求》对校准作了详细的描述:实验室应制定文件化程序,对直接或间接影响检验结果的设备进行校准,内容包括:①校准条件和制造商的使用说明一致。②记录校准标准的计量学溯源性和设备的可溯源性校准。③定期验证要求的测量准确度和测量系统功能。④记录校准状态和再校准日期。⑤当校准给出一组修正因子时,应确保之前的校准因子得到正确更新。⑥安全防护以防止因调整和篡改而使检验结果失败。

【实验原理】

临床生化分析仪只是一个比较系统,其结果准确性来源于仪器溯源性和校准物的溯源性。校准包括仪器的性能校准和检测系统校准两个部分。对不同的分析项目要根据其特性确立各自的校准频率。如免疫比浊类项目,由于抗原抗体反应的特异性,试剂更换每个批号必须校准;而稳定性较好的葡萄糖、尿素酶法分析项目校准周期可以长一些,每个项目根据实验室自己情况而定。实验室有下列情况发生时,必须进行校准:

1. 新进的检测系统在病人标本测定前,或检测系统有所改变。
2. 改变试剂的种类,或者批号更换了。如果实验室有文件说明改变试剂批号并不影响结果,则可以不进行校准。
3. 仪器或者检测系统进行一次大的预防性维护或者更换了重要部件(如光源),可能影响检测性能。
4. 挪动仪器的安装地点。

5. 室内质控或室间质评反映出现异常的趋势或偏移，或者超出了实验室规定的可接受限。

【实验材料】

1. 仪器性能校准标准物质

（1）亚硝酸钠标准液（配制见 JJG464-2011 附录 A）。

（2）重铬酸钾吸光度溶液标准物质（国家计量部门批准的标准物质）。

（3）氯化钴标准液（配制见 JJG464-2011 附录 B）。

（4）氧化钬标准滤光片。

2. 检测系统校准材料

（1）某项目有溯源性校准物和配套试剂。

（2）某项目参考物质。

（3）某项目参考方法定值的新鲜血清。

【操作步骤】

1. 校准准备 校准前至少要做下列准备，但不限于：

（1）仪器准备对仪器进行清洗及保养。了解灯泡已使用多久，检查漂移是否合乎要求；检查比色杯的清洁及磨损情况，杯空白是否符合要求，必要时进行更换；用清洁剂泡洗管道。

（2）数据信息备用打印（或拷贝储存）仪器内原有项目的 K 值、校准曲线及校准报告等信息。

2. 仪器性能校准 这部分内容较多，按照 JJG464-2011《半自动生化分析仪检定规程》做。

（1）零点漂移分析仪开机预热 30min 后，用蒸馏水将吸光度调至 0.000 处，10min 内吸光度的最大变化值为零点漂移 r，$r = A_{最大} - A_{初始}$（A 级为 0.002）。

（2）杂散光用蒸馏水作参比液，在 340nm 波长处测定亚硝酸钠标准溶液的吸光度（吸光度≥2）。

（3）吸光度示值误差用蒸馏水调吸光度零点，使用吸光度标称值 0.5 和 1.0 的重铬酸钾溶液标准物质，在波长 340nm、比色池温度 37℃、吸液量不少于 500μl 的条件下，选用终点法测量吸光度值，连续 3 次，计算平均 A 值。平均 A 值与标称值之差即为吸光度示值误差（A 级 0.5±0.01；1.0±0.02）。

（4）吸光度重复性用吸光度标称值 0.5 的重铬酸钾溶液标准物质，连续测量 5 次，其最大值与最小值之差即为吸光度重复性（≤0.005）。

（5）线性示值误差用蒸馏水调零，在 510nm 依次测定质量浓度分别为 2.0，4.0，6.0，8.0，10.0g/L 的氯化钴标准溶液各 3 次得到每个浓度吸光度均值 A，计算出某一浓度标准溶液的单位吸光度值 Ki（A÷C），及总的平均单位吸光度值 K，线性示值误差 Δi 根据下列公式计算：

$$\Delta i = \frac{Ki - K}{K} \times 100\%$$

（在 0.1~0.3nm，0.6~0.9nm，±5%；在 0.3~0.6nm，±4%）

（6）波长示值误差及波长重复性将氧化钬滤光片放入比色皿位置，启动仪器全波长扫描 3 次。对应氧化钬玻片证书九个峰值波长标称值与测定均值之差即为波长示值误差；3 次测定中最大值减最小值即为重复性（A 级示值误差±1nm，重复性 0.5nm）。

3. 检测系统校准

（1）用有溯源性的校准物校准检测系统需校准的项目根据厂商说明书设定校准参数、输入校准物值，将校准物放入仪器指定位置，按厂商说明书要求启动校准键，这是最有效和经济的校准方法。

(2) 用国际或国家有证参考物质校准检测系统将参考物质靶值代替校准物值输入仪器，参考物质放入校准物位置，启动校准键。这也是常用方法，但特别要注意参考物质的互通性，另外这种校准方法价格昂贵。

(3) 用参考方法定值的新鲜血清校准检测系统将新鲜血清的定值代替校准物值，启动校准键。目前本法应用较为普遍，较为经济、适用的校准方法，特别适用于酶学项目校准。

4. 记录校准状态和再校准日期 校准工作日常的质量控制工作之一。

5. 校准分析 打印新的K值、校准曲线及校准报告等信息，与原K值、校准曲线及校准报告比较，其差别应小于室内质控限制要求。若差别过大应查找原因，重新校准。

操作者应认真观察校准图、校准曲线、校准报告的变化，从中了解检测系统的分析质量和性能状态，利于不断提高自己分析问题和解决问题的能力。分析校准信息有空白吸光度（大小及变化）、初始吸光度（大小及变化、是否符合厂商要求）、显色反应的吸光度（大小及变化、是否超限）、反应曲线（是否在最佳反应阶段测量）、反应过程（反应时间是否合适，有无副反应、干扰反应）。通过这些校准分析可以了解检测系统的灵敏度、特异性、反应是否完成、程序设置是否符合原理要求等信息。和以往的校准结果比较可以了解检测系统变化信息。

6. 加密 对校准后的仪器进行加密，防止新的校准K值、校准曲线或修正因子被无意删除或篡改。

【校准确认】

在检验的可报告范围内用3个浓度质控物进行确认。

【校准注意事项】

1. 定值质控物不能用于校准 定值质控物是用于评估测量偏倚的控制物，定值的范围一般很宽，用于一般的检测实验中判断实验是否有效。由于市售的定值质控品定值系统不同，没有严格的溯源性，所以不能用于校准。

校准物是具有在校准函数中起独立变量值的参考物质（ISO17511）。正规厂商校准物的值具有溯源性，并带有不确定度，所以他的定义是参考物质，是检测系统中准确度的来源。

2. 关于酶学项目校准 ①理论K值，酶学理论K值广泛应用于临床是20世纪90年代。当时由于没有酶学校准物，根据理论摩尔消光系数来计算，如NADH为6.22×10^3。如今，理论K值只适合于仪器设备精良、环境控制严密、人员培训有素、方法原理完全体现的酶学参考实验室。临床实验室宜用校准K值：通过校准品直接校准得到的K值。②需要特别强调的是欧盟标准物质研究所的有证参考物质ERM452（GGT）、ERM453（LDH）、ERM454（ALT）、ERM455（CK）、ERM456（AMY）、ERM457（AST）等是纯物质，不具有互通性，只能用于参考方法检测，以此来验证参考方法建立是否合格，而不能用于临床实验室校准用，否则结果相差甚远。③用参考方法定值新鲜血清校准生化检测系统是较为理想的方法。

【思考题】

1. 如何分析校准报告？
2. 仪器本身性能校准的重要性是什么？

三、不同临床生化分析仪间的比对

【实验目的】

通过一个实验室内不同临床生化分析仪间的比对实验，使学生掌握如何使实验室保持所出报告结果的一致性，知道这也是质量控制的一个方面。

【实验背景】

一个医疗机构往往拥有多台临床生化分析仪，然而他们之间报告结果的一致性即成为检验科质量控制的一个问题。所以，一个医疗机构内有多台生化分析仪应定期做比对实验，以保证结果的一致性。WS/T 407-2012《医疗机构内定量检验结果的可比性验证指南》是比对实验的指导性文件，本实验主要参照该标准附录B编写。

【实验原理】

如果一个实验室内有一个溯源系统，其他系统都与它比对，如果没有溯源系统则根据WS/T407-2012比对实验，保证各系统结果的一致性。

【比对实验限制条件】

1. 本实验只适应于一个单位有10个检测系统以内的结果对比，对比样品的重复次数不超过5次。如果有10台以上检测系统，结果比对方法和要求参照WS/T406。
2. 不同检测系统测定同一样品不精密度最小与最大CV差距必须小于2倍，否则使用CLSI EP9-A2或EP15-A2确认检测系统间的结果可比性。
3. 可比性试验只能确认检测系统性能的一个方面，不能取代其他质量保证环节，如校准、室内质控等。

【比对实验适应范围】

1. 室内质控结果有检测系统出现漂移趋势时。
2. 室间质评结果不合格，采取纠正措施后。
3. 更换试剂批号（必要时）。
4. 更换重要部件或重大维修后。
5. 软件程序变更后。
6. 临床医生提出结果可比性有疑问。
7. 患者投诉对结果可比性有疑问。
8. 周期性比对频率时间到达时。

【比对试验的结果可接受标准】

1. 依据临床研究结果得出的推荐指标。
2. 依据医疗机构内医生的临床经验提出的建议指标。
3. 依据生物学变异确定的分析质量要求，同一项目可比性结果允许误差为个体内生物学变异（CV_I）的1/3。
4. 依据室间质评（EQA）数据设定的分析质量要求。
5. 依据认可机构设置的最低标准。
6. 依据实验室内部长期不精密度数据确定分析质量要求。
7. 所选定的分析质量要求至少要应满足国家或行业标准要求，如WS/T403-2012。

【实验试剂】

ALT新鲜血清标本，至少高值、低值各1个。
ALT试剂盒和校准品。

【实验步骤】

实验室两台临床生化分析仪丙氨酸氨基转移酶（ALT）检测结果的可比性。

1. 计算检测系统结果的不精确度　依据长期室内质控结果计算检测系统结果的不精密度，如表20-1。

表 20-1 依据长期室内质控结果计算检测系统的不精密度

生化仪	质控水平1		质控水平2	
	均值（U/L）	CV（%）	均值（U/L）	CV（%）
A	48.7	2.35	124.2	2.14
B	46.5	2.43	117.4	2.06
总结果	$M_{总}$ = 47.6	$CV_{合并}$ = 2.39	$M_{总}$ = 120.8	$CV_{合并}$ = 2.10

$$CV_{合并} = [(CV_1^2 + CV_2^2 + \cdots CV_i^2 + \cdots + CV_n^2)/n]^{1/2}$$

2. 确定比对标本浓度

以每个质控物浓度水平的总均值 $M_{总} \times (1 \pm 20\%)$ 为选择范围。

标本1浓度范围为：47.6U/L × (1±20%)（38.1~57.1U/L）

标本2浓度范围为：120.8U/L × (1±20%)（96.6~145.0U/L）

实际准备的标本在仪器A上测定值分别为45.4和126.7U/L。

3. 比对试验的结果可接受标准

根据比对试验的7条可接受标准依次进行，查阅该院未发现ALT临床研究建议，也没有相关临床医生建议，而ALT的个体内生物学变异（CV_i）为18.0%，故实验室将CV_i的1/3，即6%作为分析质量要求。

4. 确定每份标本重复检测次数

标本1：在附表A中找到2个检测系统比对的对应部分，$CV_{合并}$值2.39%，在2%~3%之间，而之前确定的分析质量要求是6%，位于重复3次的范围区间内（4.53%<6%<6.80%），故选择重复3次。

标本2：依照上述方法，确定标本2的重复检测次数为3次。

5. 测定结果 将标本1和标本2分别在分析仪A和B上测定3次，结果见表20-2和表20-3。

表 20-2 数据分析结果（Ⅰ）

检测次数	标本1（U/L）		标本2（U/L）	
	分析仪A	分析仪B	分析仪A	分析仪B
1	45.4	44.1	126.7	124.5
2	46.3	45.9	125.5	122.7
3	46.7	44.6	126.2	123.8
均值	46.1	44.9	126.1	123.7

表 20-3 数据分析结果（Ⅱ）

统计结果	标本1	标本2
总均值	(46.1+44.9)/2 = 45.5 U/L	(126.1+123.7)/2 = 124.9 U/L
极差	46.1-44.9 = 1.2 U/L	126.1-123.7 = 2.4 U/L
比对偏差R	(1.2/45.5) × 100% = 2.64%	(2.4/124.9) × 100% = 1.92%
分析质量要求	6%	6%
结论	通过	通过

6. 比对结论

两个浓度标本的比对偏差均小于分析质量要求，故认为生化分析仪A和B检测ALT的结果可比性是可接受的。

【可比性结果不符合要求的处理措施】

维持结果的可比性需以检测系统各质量保证环节的标准化为前提，必要时通过校准改善结果的可比性，即不同检测系统通过结果的数据转换（系数）获得结果的一致性；结果不可比且难以用数据转换纠正时，应与临床进行沟通，采用不同的参考区间和医学决定水平并在报告单上明确标示。

【思考题】
1. 比对实验的重复次数如何确定？
2. 本比对实验有哪些限制条件？

四、临床生化检测系统分析性能的可接受性评价

【实验目的】

生化检测系统的性能好坏是影响检测结果准确性的主要因素之一，但仪器性能指标特多，通过不精密度和不正确度两个性能试验可以掌握评价仪器性能的基本方法，结果与卫生计生委规定的性能标准比较即可判断是否可接受。

【实验背景】

完成一个项目检测涉及的仪器、试剂、校准物、检验程序等要素合称为检测系统。目前，全球生化仪器及试剂品牌众多，可组成数千个检测系统。选择性能良好的检测系统是保证患者检测结果可靠性的前提，所以无论是新增检测系统或检测系统发生改变时都必须对其分析性能的可接受性作出评价。

国际标准化组织专门针对医学实验室颁布了ISO15189：2012《医学实验室—质量和能力的要求》，其中5.3.1.2节"设备验收试验"要求：实验室应在设备安装和使用前验证其能够达到必要的性能，并符合相关检验的要求。5.3.1.4节"设备校准和计量学溯源"要求：追溯至高级别参考物质或参考测量程序的校准文件可以由检验系统的供应商提供。只要使用未经过修改的制造商检验系统和校准系统，该份文件可接受。5.5.1.1节"总则"要求：实验室应选择预期用途经过确认的检验程序，首选程序可以是体外诊断医疗器械使用说明书中规定的程序。WS/T403-2012《临床生物化学检验常规项目分析质量指标》规定允许不精密度、偏倚、总误差，将验证数据比较即可得出符合程度。同时，我国政府于2006年颁布《医疗机构临床实验室管理办法》强调了检测系统性能分析的重要性、必要性和有效性。长期实践说明，只有固定组合的检测系统才具有量值溯源的条件进行溯源，具有溯源性的结果实验室之间才具有可比性，才能实现检验结果的互认。

从各种质量管理文件和保证检验质量考虑，新的检测仪器和检测系统进行患者标本检测前，必须结合本部门的具体条件，用实验去评价检测系统的基本分析性能。如购买的是有溯源性的检测系统，仅需要对厂家声明的主要分析性能进行验证确认，包括不精密度（CV）、不正确度（偏倚，Bias）性能指标。如改变厂商溯源体系的仪器、试剂、校准品、检测程序中任意一项或更改检测程序（如改变试剂量、样品量、延迟时间、反应时间）等，实验室必须对新组合的检测系统性能作全面的评价，包括不精密度、不正确度、临床可报告范围、检测限值、分析干扰、生物参考区间、稳定性和携带污染等，其中最重要的指标是不精密度和不正确度，二者结合在一起即为检测系统的不准确度。

【实验原理】

厂商提供的分析性能资料、数据和结论说明检测系统很理想、有溯源性，符合临床要求。但是，从保证检验质量考虑，实验室必须根据自己的具体条件，用实验去证实检测系统的基本分析性能。评价该检测系统是否与自己确立的目标或标准相符。目前通常有3种目标类型：①医学目标：临床医生可接受的性能。②管理目标：保证医学检验部门的本身可接受的性能，如

WS/T 403-2012《临床生物化学检验常规项目分析质量指标》中各项目允许不精密度 CV%、允许不正确度 B%、允许总误差 TEa 的要求。③厂商声明：由制造商声明的性能，可以在说明书中获得。

【实验内容】

大致上评价实验可分为三类：

1. 检测系统自身的特性　①病人结果可报告范围：是评估的前提。②分析灵敏度：是检测系统的可报告定量结果的最低限，也是整个可报告范围的起点。一般常规检验项目可以不做这个性能评估，但是对于肿瘤标志物、特定蛋白等项目一定要做。

2. 需证实的基本性能　①不精密度：分重复性、复现性和中间精密度，以中间精密度的标准差计算随机误差。②不正确度：与参考方法、参考物质比较，或进行方法学比较实验，并计算系统误差。③由不精密度和不准确度估计总误差水平，判断检测系统的可接受性。

3. 检测系统中的其他内容　①分析特异性。②参考区间的建立。③其他必要的性能。

【实验试剂】

1. 40 例新鲜血清标本，含评价实验项目高、中、低值。
2. 评价项目的试剂盒，含配套校准品。
3. 该项目参考方法或有证参考物质。

【操作步骤】

1. 不精密度（CV%）　不精密度评价反映检测系统的随机误差，按 EP5-A2 评价的不精密度主要是中间不精密度。

（1）实验操作：CLSI 文件 EP5-A2 采用的是 2×2×20 的实验方案，推荐 20 天每天分 2 次对 2 个水平的标本进行分析，主要用于实验室自建检测系统、厂商新建立的检测系统或研究者新开发的检验方法精密度性能的评估。

（2）注意事项：①分析物含量应在该项目的医学决定水平处。如对厂商的检测系统做实验证实或核实，则选取分析物含量应尽量和厂商采用的一致。②采用冰冻保存的样品一定要注意内含分析物的稳定；复溶冻干控制品要注意瓶间差、复溶时间以及混匀的操作手法等。③实验时按照厂商操作规程要求做好校准，和实验样品一起做质量控制。

2. 不正确度（Bias）　不正确度评价是衡量系统误差的评价实验。

（1）有参考方法或参考物质实验操作：①用参考方法和评价系统同时检测高、中、低值 3 个血清标本各 3 次，即可计算出偏倚。②用评价系统检测有证参考物质 3 次（有几个浓度更好），与证书结果比较可得出偏倚。③用评价系统检测加有参考物质的标本，计算回收率。用参考方法定值的新鲜血清、EQA 样本、能力验证样本、标有不确定度的校准品可作为临床实验室评价偏倚的物质。

$$偏倚 = （测定均值 - 靶值）/靶值 \times 100\%$$

（2）无参考方法或参考物质实验操作——经典方法比较：①EP15-A2 方案相对简单，主要用于确认或验证厂商声明的性能，标本数量要求至少 20 个；判断是否与厂家声明的正确度性能要求一致。②EP9-A2 方案是 40 份病人标本，连续 5 天，每天 8 份。选择时尽可能使 50% 的分析物浓度不在参考区间内，按顺、反顺序测定。在整个实验过程中保持实验方法和比较方法都处于完全质量控制下。

【Westgard 方法性能决定图】

近年来许多实验室采用 Westgard 方法性能决定图方案来评价检测系统，把不精密度（CV）和偏倚（bias）结合在一起以图像形式表达检测系统的总误差水平能否接受。评价方案中通过对检测系统的不精密度和不正确度进行评估,所得数据点画在 Westgard 方法性能决定图上,此点称为操作性能点(operating point),代表检测系统的总误差水平,根据该点在图上的位置与要求的允许总误差(TEa)作比较,判断检测系统的分析性能可否接受。

1. 确定允许总误差(TEa)　　建议采用 WS/T 403-2012《临床生物化学检验常规项目分析质量指标》中附录 A 为允许总误差,附录 A 没有的项目按该标准 3 进行计算。考虑不同检验项目目前分析质量水平不同,根据生物学变异设定的分析质量指标分优、中、低三等。我国目前分析质量水平主要来自近年全国室间质量评价结果。目前水平定义为 80% 以上三级医院所能达到的水平。

2. 绘制方法性能决定图　　以允许偏倚为纵坐标,允许不精密度为横坐标制作 Westgard 方法性能决定图(具体绘制方法见实验十八)。将每个检验项目的不精密度和偏倚结合在一起,标记在方法决定图上,可判断该项目的可接受性。

3. 实验结果与处理建议　　若操作性能点位于不符合要求性能区,说明方法性能不可接受;若操作性能点位于临界性能区,提示该项目必须由经验丰富的检验人员应用,注意预防性保养,控制好实验条件;若操作性能点位于良好性能区,提示该分析系统的性能一般可以接受,但需要较好的预防性保养;若操作性能点位于优秀性能区,提示它们的分析性能完全可以接受,通常使用简单的质量控制方法如 1_{3S} 规则便能很好地控制其质量。

【思考题】

1. 为什么要保持检测系统的相对稳定?
2. "临床生化检测系统分析性能的可接受评价"可作为实验室优选常规方法的程序吗?

(吕　磊)

附录

附录1 药物对实验室检查结果的影响

检测项目	结果	对检验结果影响的药物
血清铁	升高	葡萄聚糖；避孕药；氯霉素
	降低	促肾上腺皮质激素
血清总铁结合力	升高	避孕药
	降低	促肾上腺皮质激素；氯霉素
血钙	升高	肼苯哒嗪；噻嗪类
	降低	肝素；皮质类甾醇；磺胺类
血钠	升高	胍乙啶类似物；螺类脂；两性霉素B；四环素；甲氧西林
	降低	利尿酸；呋塞米；噻嗪类；皮质类固醇；腹泻药；醛固酮；甘草；碳酸盐
血钾	降低	促肾上腺皮质激素；皮质类甾醇；大麻；利尿酸；呋塞米；噻嗪类
血氯化物	升高	皮质类甾醇；大麻；胍乙啶类似物；噻嗪类；克尿塞；皮质类固醇；保泰松
	降低	呋塞米；促肾上腺皮质激素；利尿酸；碳酸盐；醛固酮；皮质类固醇；依他尼酸；呋塞米；噻嗪类；长期滥用药物
血肌酐	升高	呋喃类；维生素C；甲基多巴；左旋多巴；氟烷；青霉素类；头孢菌素类；大环内酯类；喹诺酮类；利福平；奎宁；H_2-受体阻滞剂；抗炎解热镇痛药
	降低	苯丙诺龙
血尿素	升高	葡萄聚糖；水合氯醛；大麻；醋磺环己脲；胍乙啶类似物；呋塞米；磺胺类；铵盐；氨基酚；天冬氨酸；氯霉素
	降低	链霉素；氯霉素
血尿酸	升高	葡萄聚糖；左旋多巴；甲氨蝶呤；丙硫氧嘧啶；苯碱；维生素C；促肾上腺皮质激素；水杨酸类（大剂量时可降低）；肼苯哒嗪；甲基多巴；乙酰唑胺；利尿酸；呋塞米；噻嗪类；丝裂霉素；长春新碱；白消安
	降低	辛可芬；冠心平；香豆素；X线检查造影剂；皮质类固醇；丙磺舒；氯丙嗪；泰尔登；大麻；利尿剂；噻嗪类；乙酰季胺；大量水杨酸盐；吲哚美辛
血胆红素	升高	咖啡因；胆碱药物；葡萄聚糖；茶碱；维生素C；烟酸（大剂量时）；维生素A；可待因；哌替啶；吗啡；X线检查造影剂；伯氨喹；磷铵类；右旋糖酐；新生霉素；组氨酸；利福平；酪氨酸；肾上腺素；左旋多巴；苯氮吡啶；氨基酚；异丙肾上腺素；甲基多巴；苯乙肼
	降低	巴比妥类
血葡萄糖	升高	咖啡因；葡萄聚糖；苯妥英钠；抗坏血酸；促肾上腺皮质激素；皮质类甾醇；雌激素；甲状腺素；氯丙嗪；大麻；肼苯哒唑；利血平；氯噻酮；利尿酸；奈啶酸；呋塞米；噻嗪类；环磷酰胺；茶碱；避孕药；右旋糖酐
	降低	胍乙啶类似剂；大麻

续表

检测项目	结果	对检验结果影响的药物
葡萄糖耐量	降低	苯妥英钠；促肾上腺皮质激素；蛋白同化雄性激素类固醇；利尿剂；氯丙嗪；氯噻酮；利尿酸；呋塞米；噻嗪类；胰岛素；β-受体阻断剂；肼苯哒嗪；四环素；异烟肼；左旋多巴
血胆固醇	升高	维生素A；维生素D；维生素C；皮质甾酮醇；苯妥英钠雄激素；辛可芬；磺胺药；噻嗪类；普马嗪类；氯丙嗪碘化物；氯丙嗪；皮质类固醇；溴化物
血胆固醇	降低	四环素；红霉素；异烟肼；羟吡咗嘧啶；氯贝丁酯；尿嘧啶；硝酸盐；亚硝酸盐硫唑嘌呤；卡那霉素；新霉素；考来烯胺；冠心平；雌激素；甲状腺激素
蛋白结合碘	升高	雌激素；甲状腺激素
蛋白结合碘	降低	苯妥英钠；促肾上腺皮质激素
T_4	升高	左旋多巴；蛋白同化雄性激素类固醇；雌激素；甲状腺激素；苯妥英钠
T_4	降低	肝素；丙硫氧嘧啶；促肾上腺皮质激素；水杨酸盐类；利舍平
T_3吸收	升高	苯妥英钠；肝素；蛋白同化雄性激素类固醇；保泰松；水杨酸盐类
T_3吸收	降低	丙硫氧嘧啶；雌激素；利眠宁
血淀粉酶	升高	胆碱药物；促肾上腺皮质激素；可待因；哌替啶；吗啡；噻嗪类；避孕药；硫唑嘌呤；皮质类固醇；地塞米松；依他尼酸；呋塞米；苯乙双胍；氟羟强的松龙；促胰酶素；氮盐与氟盐
血淀粉酶	降低	草酸盐；枸橼酸盐
血脂肪酶	升高	可待因；吗啡；哌替啶；醋甲胆碱；胆碱能药物；吲哚美辛；促胰酶素；牛黄胆酸盐；甘氨胆酸盐
血脂肪酶	降低	胆红素；钙离子
血三脂酰甘油	升高	胍乙啶；保泰松；可的松；碳酸盐；可乐定；甲氧氟烷；四环素
血三脂酰甘油	降低	冠心平；呋塞米；甘露醇
二氧化碳结合力	升高	碳酸盐；醛固酮；皮质类固醇；依他尼酸
二氧化碳结合力	降低	甲氧西林；硝基呋喃妥因；四环素；氨苯喋啶；苯乙双胍；副醛；二巯基丙醇
乳酸脱氢酶	升高	哌替啶；吗啡；大麻；可待因
乳酸脱氢酶	降低	冠心平；抗坏酸
血总蛋白	升高	X线检查造影剂；葡萄聚糖；酚磺肽；安妥明；右旋糖酐；脂肪乳剂；氯化铵；氨基酸类药物；乙酰水杨酸；促肾上腺皮质激素；皮质类固醇；雄激素；血管紧张素
血总蛋白	降低	抗癫痫类药物；青霉素；利福平；三甲双酮
血清蛋白	升高	脂肪乳剂；维生素C；氯丙嗪；黄体素；呋塞米；秋水仙碱
血清蛋白	降低	肝素钠；青霉素；乙酰水杨酸；磺胺类；氯丙嗪；甲氨蝶呤；异烟肼；吩噻嗪类
尿糖	升高	皮质类固醇；吲哚美辛；异烟肼；过期四环素；阿司匹林；对氨基水杨酸；头孢噻吩钠；头孢噻啶；水合氯醛；辛可芬
尿糖	降低	抗坏血酸；左旋多巴；非那宗吡啶
尿17-酮类固醇	升高	噻嗪类；奎尼丁；司可巴比妥；螺内酯；夹竹桃霉素；氨苯甲基；丁烷二醇
尿17-酮类固醇	降低	氯氮；雌激素；避孕药；酚噻嗪类；利舍平；甲苯氨酯；丙磺舒；普马嗪类
尿17-羟皮质类固醇	升高	乙酰唑胺；水合氯醛；氯氮；甲丙氨酯；奎宁；螺内酯；利普马嗪；秋水仙碱；红霉素；夹竹桃霉素；副醛
尿17-羟皮质类固醇	降低	雌激素；避孕药；酚噻嗪类；利舍平
香草基杏仁酸	升高	阿司匹林；土霉素；青霉素；非那宗吡啶；磺胺类；愈创木酚甘油醚；呋酚生
香草基杏仁酸	降低	普马嗪类；甲基多巴；丙咪嗪；冠心平；胍乙啶类似物；单胺氧化酶抑制剂
尿5-羟吲哚醋酸	升高	乙酰苯胺；非那西丁；呋酚生；利舍平；愈创木酚甘油醚
尿5-羟吲哚醋酸	降低	普马嗪类；异烟肼；甲基多巴；异丙嗪；乌洛托品；氯丙嗪；丙咪嗪；单胺氧化物抑制剂

续表

检测项目	结果	对检验结果影响的药物
尿蛋白	升高	金、砷、锑化物；头孢吩钠；头孢噻啶；磺胺甲唑；甲苯磺丁脲
尿肌酐	升高	维生素C；皮质类固醇；左旋多巴；甲基多巴；硝基呋喃类
尿肌酐	降低	雄激素；合成性固醇类药物；噻嗪类
尿钙	升高	雄激素；合成性固醇类药物；考来烯胺；皮质类固醇；维生素D；甲状旁腺素注射剂
尿钙	降低	植酸钠；噻嗪类

(郑铁生)

附录2 临床生物化学常规检验项目分析质量指标

检验项目	CV%	B%	TE%	指标等级
丙氨酸氨基转移酶	6.0	6.0	16.0	优
天门冬氨酸氨基转移酶	6.0	5.0	15.0	中
谷氨酰基转移酶	3.5	5.5	11.0	优
碱性磷酸酶	5.0	10.0	18.0	低
肌酸激酶	5.5	5.5	15.0	优
淀粉酶	4.5	7.5	15.0	中
乳酸脱氢酶	4.0	4.0	11.0	中
总蛋白	2.0	2.0	5.0	低
白蛋白	2.5	2.0	6.0	低
总胆红素	6.0	5.0	15.0	优
血糖	3.0	2.0	7.0	中
肌酐	4.0	5.5	12.0	低
尿酸	4.5	4.5	12.0	中
尿素	3.0	3.8	8.0	优
总胆固醇	3.0	4.0	9.0	中
甘油三酯	5.0	5.0	14.0	优
氯离子	1.5	1.5	4.0	低于低等
钠离子	1.5	1.5	4.0	低于低等
钾离子	2.5	2.0	6.0	中
钙离子	2.0	2.0	5.0	低于低等
镁离子	5.5	5.5	15.0	低于低等
铁离子	6.5	4.5	15.0	优
磷酸根离子	4.0	3.0	10.0	中

(吕 磊)

附录3 常用玻璃量器标称容量的允差标准（20℃、ml）

容量（ml）	量瓶				吸管				有分度完全流出式微量吸管
	一等		二等		无分度单标线吸管		有分度双标线吸管		
	量入式	量出式	量入式	量出式	一等	二等	一等	二等	
2000	±0.50	±1.00	±1.00	±2.00					
1000	±0.30	±0.60	±0.60	±1.20					
500	±0.15	±0.30	±0.30	±0.60					
250	±0.10	±0.20	±0.20	±0.40					
200	±0.10	±0.20	±0.20	±0.40					
100	±0.10	±0.20	±0.20	±0.40	±0.08	±0.16	±0.10	±0.20	
50	±0.05	±0.10	±0.10	±0.20	±0.05	±0.12	±0.08	±0.16	
40					±0.05	±0.12	±0.08	±0.16	
25	±0.03	±0.06	±0.06	±0.12	±0.04	±0.10	±0.05	±0.10	
20					±0.03	±0.06	±0.04	±0.08	
15					±0.03	±0.06	±0.04	±0.08	
11					±0.02	±0.04	±0.03	±0.06	
10	±0.02	±0.04			±0.02	±0.04	±0.03	±0.06	
5					±0.01	±0.03	±0.02	±0.04	
4					±0.01	±0.03	±0.02	±0.04	
2					±0.006	±0.015	±0.01	±0.02	
1					±0.006	±0.015	±0.01	±0.02	
0.5					±0.006	±0.015	±0.01	±0.02	
0.25					±0.006	±0.015	±0.01	±0.02	
0.2									±0.002
0.1									±0.001

（马　洁）

附录4 Grubbs 检验临界值 $G_{a,n}$

测定次数（n）	显著性水平 0.05	显著性水平 0.01	测定次数（n）	显著性水平 0.05	显著性水平 0.01
3	1.135	1.155	29	2.730	3.086
4	1.426	1.493	30	2.745	3.103
5	1.671	1.700	31	2.759	3.119
6	1.822	1.944	32	2.773	3.135
7	1.938	2.097	33	2.786	3.150
8	2.032	2.221	34	2.799	3.164
9	2.110	2.323	35	2.811	3.178
10	2.174	2.410	36	2.823	3.191
11	2.234	2.484	37	2.834	3.204
12	2.285	2.549	38	2.845	3.216
13	2.331	2.607	39	2.856	3.228
14	2.372	2.658	40	2.867	3.239
15	2.409	2.705	41	2.877	3.250
16	2.443	2.747	42	2.886	3.261
17	2.475	2.785	43	2.896	3.272
18	2.504	2.821	44	2.905	3.282
19	2.531	2.853	45	2.914	3.292
20	2.557	2.884	46	2.923	3.301
21	2.580	2.912	47	2.931	3.310
22	2.603	2.939	48	2.940	3.319
23	2.624	2.963	49	2.948	3.328
24	2.644	2.987	50	2.956	3.337
25	2.663	3.009	60	3.03	3.41
26	2.681	3.029	70	3.08	3.47
27	2.698	3.049	80	3.13	3.52
28	2.714	3.068	90	3.17	3.56
			100	3.21	3.60

（胡礼仪）

附录5 确定比对样品重复性检测次数的临界值表

检测系统数	检测次数	CV 合并												
		1%	2%	3%	4%	5%	6%	7%	8%	9%	10%	15%	20%	25%
2	2	4.30	8.60	12.90	17.20	21.40	25.79	30.09	34.39	38.69	42.99	64.88	85.98	107.47
2	3	2.67	4.53	6.80	9.07	11.33	13.60	15.87	18.14	20.40	22.67	34.00	45.34	56.67
2	4	1.73	3.46	5.19	6.92	8.65	10.38	12.11	13.84	15.57	17.30	25.95	34.60	43.26
2	5	1.46	2.92	4.38	5.83	7.29	8.75	10.21	11.67	13.13	14.58	21.88	29.17	36.46
3	1	8.33	16.66	24.99	33.32	41.65	49.98	58.32	66.65	74.98	83.31	124.96	166.62	208.27
3	2	4.18	8.36	12.54	16.72	20.89	25.07	29.25	33.43	37.61	41.79	62.68	83.58	104.47
3	3	2.51	5.01	7.52	10.02	12.53	15.03	17.54	20.04	22.55	25.05	37.58	50.10	62.63
3	4	1.97	3.95	5.92	7.90	9.87	11.85	13.82	15.79	17.77	19.74	29.61	39.48	49.36
3	5	1.69	3.37	5.06	6.75	8.47	10.12	11.81	13.50	15.19	16.87	25.31	33.75	42.18
4	1	6.82	13.65	20.47	27.30	34.12	40.95	47.77	54.60	61.42	68.25	102.37	136.49	170.61
4	2	4.07	8.14	12.21	16.26	20.35	24.43	28.50	32.57	36.64	40.71	61.06	81.42	101.77
4	3	2.61	5.23	7.84	10.46	13.07	15.69	18.30	20.92	23.53	26.15	39.22	52.29	65.37
4	4	2.10	4.20	6.30	8.40	10.50	12.60	14.70	16.70	18.89	20.99	31.49	41.99	52.48
4	5	1.81	3.62	5.43	7.24	9.05	10.86	12.67	14.48	16.29	18.09	27.14	36.19	45.24
5	1	6.29	12.57	18.86	25.15	31.44	37.72	44.01	50.30	56.58	62.87	94.31	125.74	157.18
5	2	4.01	8.02	12.03	16.05	20.06	24.07	28.08	32.09	36.10	40.12	60.17	80.23	100.29
5	3	2.69	5.37	8.06	10.75	13.44	16.12	18.81	21.50	24.18	26.87	40.31	53.74	67.18
5	4	2.18	4.37	6.55	8.37	10.92	13.10	15.28	17.47	19.65	21.83	32.75	43.67	54.59
5	5	1.89	3.79	5.68	7.57	9.46	11.36	13.25	15.14	17.03	18.92	28.39	37.85	47.31
6	1	6.03	12.07	18.1	24.13	30.16	36.20	42.23	48.26	54.30	60.33	90.49	120.66	150.82
6	2	3.98	7.96	11.94	15.92	19.87	23.88	27.86	31.84	35.82	39.80	59.70	79.60	99.50
6	3	2.74	5.49	8.23	10.97	13.71	16.46	19.20	21.94	24.68	27.43	41.14	54.85	68.56
6	4	2.25	4.49	6.74	8.99	11.24	13.48	15.73	17.98	20.22	22.47	33.71	44.94	56.18
6	5	1.96	3.91	5.87	7.82	9.78	11.73	13.69	15.64	17.60	19.56	29.33	39.11	48.89
7	1	5.90	11.79	17.69	23.58	29.48	35.37	41.27	47.16	53.06	58.95	88.43	117.91	147.38
7	2	3.96	7.93	11.89	15.86	19.82	23.78	27.75	31.71	35.67	39.64	59.46	79.28	99.10
7	3	2.79	5.58	8.36	11.15	13.94	16.73	19.52	22.30	25.09	27.88	41.82	55.76	69.70
7	4	2.30	4.60	6.90	9.19	11.49	13.79	16.09	18.39	20.69	22.99	34.48	45.97	57.47

续表

检测系统数	检测次数	CV 合并											
		1%	2%	3%	4%	5%	6%	7%	8%	9%	10%	15%	20%	25%
7	5	2.01	4.01	6.02	8.02	10.03	12.04	14.04	16.05	18.06	20.06	30.09	40.12	50.16
8	1	5.82	11.63	17.45	23.26	29.08	34.89	40.71	46.52	52.34	58.15	87.23	116.31	145.38
8	2	3.96	7.91	11.87	15.83	19.79	23.74	27.70	31.66	35.61	39.57	59.36	79.14	98.93
8	3	2.83	5.65	8.48	11.31	14.13	16.96	19.79	22.61	25.44	28.27	42.40	56.54	70.67
8	4	2.34	4.68	7.03	9.37	11.71	14.06	16.39	18.74	21.08	23.42	35.13	46.84	58.55
8	5	2.05	4.10	6.15	8.19	10.24	12.29	14.34	16.39	18.44	20.49	30.73	40.97	51.22
9	1	5.77	11.53	17.30	23.07	28.84	34.60	40.37	46.14	51.91	57.67	86.51	115.35	114.18
9	2	3.96	7.91	11.87	15.82	19.78	23.74	27.69	31.65	35.60	39.56	59.34	79.12	98.90
9	3	2.86	5.72	8.58	11.44	14.30	17.17	20.03	22.89	25.75	28.61	42.91	57.22	71.52
9	4	2.38	4.76	7.14	9.52	11.90	14.28	16.65	19.03	21.41	23.79	35.69	47.58	59.48
9	5	2.09	4.17	6.26	8.34	10.43	12.51	14.60	16.68	18.77	20.85	31.28	41.71	52.13
	1	5.74	11.48	17.22	22.95	28.69	34.43	40.17	45.91	51.65	57.38	86.08	114.77	143.46
	2	3.96	7.92	11.88	15.83	19.79	23.75	27.71	31.67	35.63	39.59	59.38	79.17	98.97
	3	2.89	5.78	8.67	11.57	14.46	17.35	20.24	23.13	26.02	28.91	43.37	57.83	72.28
	4	2.41	4.82	7.24	9.65	12.06	14.47	16.88	19.30	21.71	24.12	36.18	48.24	60.30
	5	2.12	4.23	6.35	8.47	10.59	12.70	14.82	16.94	19.06	21.17	31.76	42.35	52.93

(吕 磊)

全国高等医药院校医学检验技术（医学检验）专业规划教材
第三轮修订教材目录

序号	书名	主编	单位
1	临床生物化学检验（第3版）	郑铁生	江苏大学医学院
		鄢盛恺	北京大学中日友好临床医学院
	临床生物化学检验实验指导（第3版）	涂建成	武汉大学中南医院
		李 艳	吉林医药学院
2	临床检验基础（第3版）	刘成玉	青岛大学医学院
		林发全	广西医科大学
	临床检验基础实验指导（第2版）	姜忠信	青岛大学医学院
		王元松	青岛大学医学院
3	临床微生物学检验（第3版）	洪秀华	上海交通大学医学院
		刘文恩	中南大学湘雅医学院
	临床微生物学检验实验指导（第2版）	彭奕冰	上海交通大学医学院
4	临床免疫学检验（第3版）	吕世静	广东医学院
		李会强	天津医科大学
	临床免疫学检验实验指导（第3版）	曾常茜	大连大学医学院
5	临床血液学检验（第3版）	胡翊群	上海交通大学医学院
		童向民	浙江省人民医院
	临床血液学检验实验指导（第2版）	丁 磊	上海交通大学医学院
		王小中	南昌大学医学院
6	临床寄生虫学检验（第3版）	吴忠道	中山大学中山医学院
		汪世平	中南大学湘雅医学院
	临床寄生虫学检验实验指导（第2版）	夏超明	苏州大学基础医学与生物科学学院
7	临床输血学检验（第3版）	胡丽华	华中科技大学同济医学院附属协和医院
	临床输血学检验实验指导（第2版）	胡丽华	华中科技大学同济医学院附属协和医院
8	分子诊断学（第3版）	李 伟	温州医科大学
		黄 彬	中山大学中山医学院
	分子诊断学实验指导（第2版）	金 晶	温州医科大学
		陈 茶	广州中医药大学第二附属医院
9	临床实验室管理（第3版）	王 前	南方医科大学
		邓新立	中国人民解放军总医院
10	临床检验仪器（第2版）	邹 雄	山东大学齐鲁医院
		李 莉	上海交通大学附属第一人民医院